MINIMALIST FITNESS
CLASSES

# 国际超模的极简瘦身课

李霄雪 著

FROM AN INTERNATIONAL
SUPER MODEL

U0213492

贵州科技出版社

KEEP FIT

WITH EXERCISE

———

# M I N I M A L I S T
# F I T N E S S   M E T H O D

INTERNATIONAL

SUPER

MODEL

———

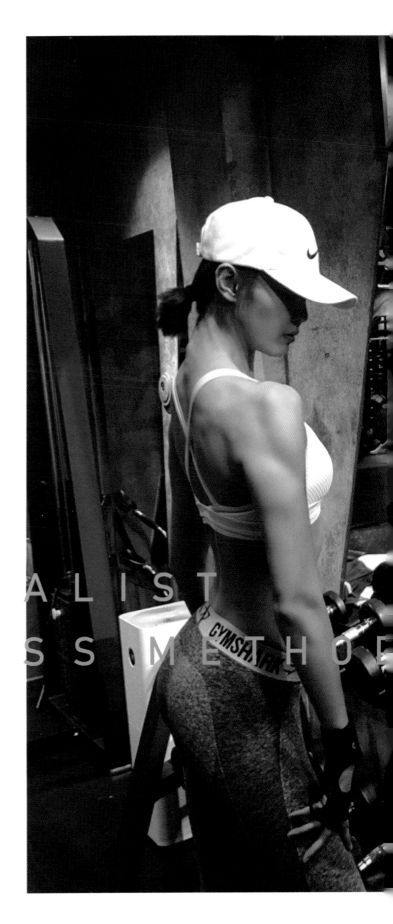

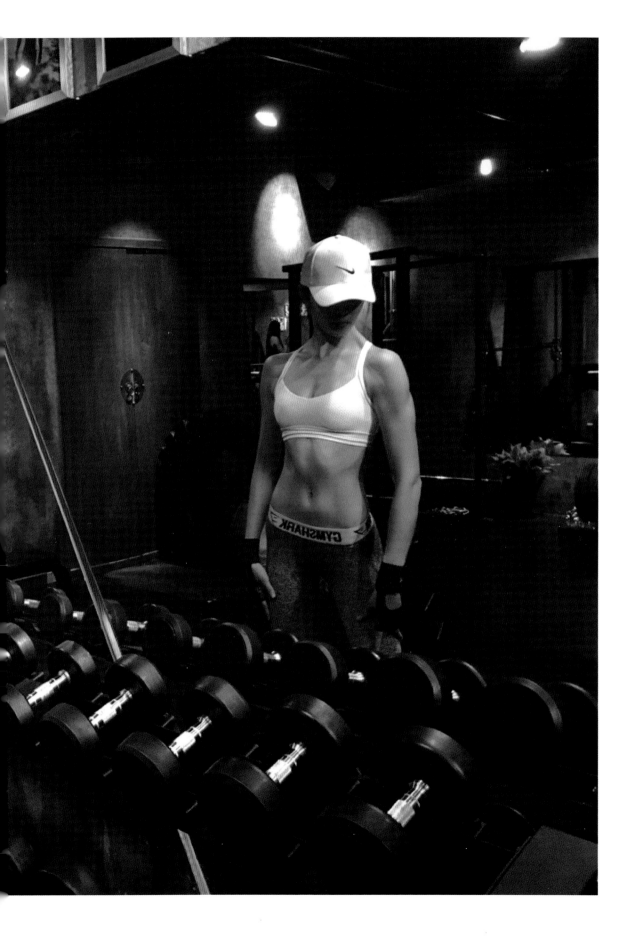

## Preface

大家好，我是 Cindy 李霄雪。

我曾经是一名职业超模，在模特圈里打拼了 10 年之久，拿过很多大奖，也走过不少国际时装大秀，实现了自己很多刚出道时的梦想。

说实话，做模特的时候，凭借自己天生比例好的优势，我很少用健身来维持身材或者增强自己的身体线条，多数时候，我都是靠节食来"保持身材"的，好吧，其实是让自己瘦成了一个名副其实的"衣架子"。

可是，靠节食来维持身材的这种极端方法，让我的身体付出了很多惨痛的代价，不仅失眠、月经不调、营养不良、时常低血糖，还整天浑身无力，甚至经常出现在后台突然晕倒的可怕情况，严重影响着自己的工作状态和质量。

在晕倒的那些瞬间，我才真正意识到这么饿下去非常危险。这才促使我下定决心改变——逼自己去健身房训练！

我几乎是从零开始学习健身的，都说万事开头难，确实是这样的，一切都只是想象得很容易，不仅要学习并熟练每一个动作的正确姿势，还要学习如何选择正确的食物，让自己走出节食的误区。

刚开始的时候因为长时间没有运动过，训练时身体总会出现体力不支、出虚汗的现象，每当这种时候，我总会觉得健身太难了，然后开始埋怨教练安排的训练太艰苦，回到家也会跟父母抱怨……但教练跟父母并没有纵容我放弃，反而用激将法刺激我："那你觉得做什么容易？**轻易得来的东西都不会持久，半途而废就等于没有开始。**"

听了他们的这番话，我内心也反省了一下，确实，做了这么多年的模特，遇到的困难也是一波接一波，不也是一样扛下来了吗？于是，就这样日复一日坚持了一周，两周，一个月……

突然有一天，我早上起床自己照镜子，看到自己的腹部紧实了，还隐隐约约有了线条，我开心地大叫了起来，母亲还以为我疯了。

从看到了自己的变化的那一刻起，我就有了更多的动力。从逼自己坚持健身，到慢慢爱上了健身，再到现在将健身融入了生活。这个过程不是一蹴而就的，是每天一点点的积累，量变才产生了质变的结果。

健身改变的不仅是我的生活方式，更是改变了我对美的观点，以前我认为瘦到极致就是美，但现在我更欣赏**肌肉的线条美**。

**更重要的是，健身改变了我的不良饮食习惯**。从多年的节食，调整到一日三餐的健康饮食习惯，每天水果、蔬菜、富含高蛋白低脂肪的肉类、海鲜类、奶制品等一样不落。现在，因为我已经成功养成了"易瘦体质"，所以我可以偶尔大鱼大肉放肆一顿，也不会受多大影响。

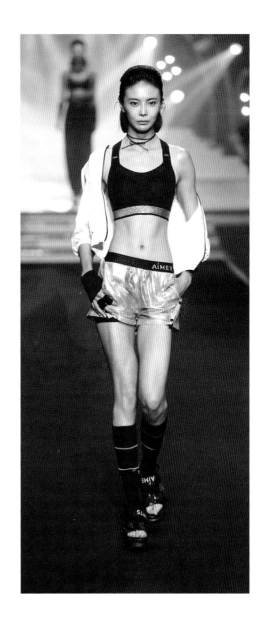

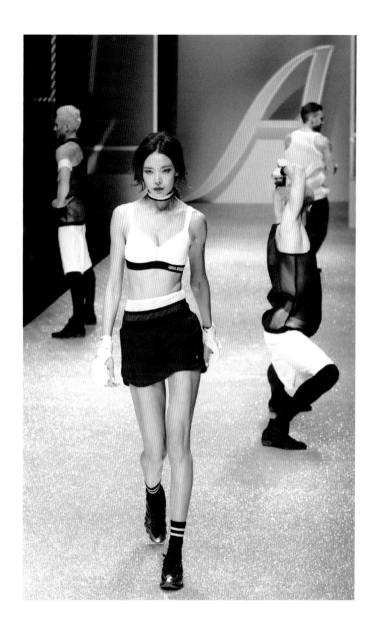

**健身也让我的生活作息走上了正轨**。早睡早起，体力和精神状态都如同换了一个人，每一天都是满满的正能量，更加享受美食、享受训练、享受当下的生活。

总之，我发现，健身之后，我的身材、精神，甚至颜值都高了不少。这种喜悦和积极的正能量是之前从来没有过的，我非常兴奋，很想立刻分享给更多的朋友。

所以我毅然决然地离开模特圈，选择做一名超模教练，帮助更多人体会健身的美好。我经常会把自己以前的经历和走过的弯路分享给会员们，希望可以帮助他们避开一些不必要的弯路，也希望能给身边的人带来更多的正能量。

现在超模教练的工作比模特时更难更累，几乎没有自己的生活，基本每天都是在健身房上课，时刻监管和调整会员们的饮食和训练计划，一直处于一种紧张的工作状态。

但是这样没有停歇的状态却让我更加享受，因为每每看到会员通过健身得到蜕变，都很欣慰，也很有成就感。看到他们对自己的身材越来越满意的笑容，比我自己瘦下来还要开心一万倍！

**健身是一种修行，改变的不仅是体型，更多的是我们的内心**。健身改变了我，改变了我看待事物的角度和心理，遇到问题不再抱怨环境、埋怨别人，而是想尽办法，尽自己最大努力去解决问题。

训练很简单，你需要做的就是每天去坚持；训练也很难，因为要靠自己的悟性悟出其中的人生道理。希望这本书可以帮助更多的小伙伴们开始健身，甚至可以将健身融入自己的生活中去，因为它真的会把你变得更好。

健身，什么时候开始都不晚，变美，也什么时候开始都不晚，重要的是你要开始！

**这世界上有很多奢侈品，但最昂贵的就是你自己的身体！** 希望你能跟我一起动起来，加油！

（特别说明，本书不同课程中有部分动作重复，为方便读者使用，保证课程的连贯性，动作描述不做缩略。）

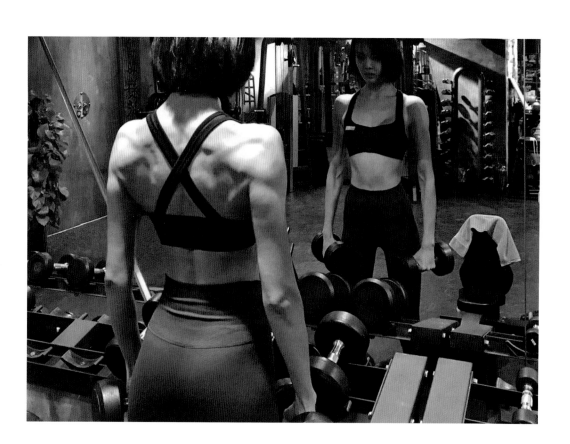

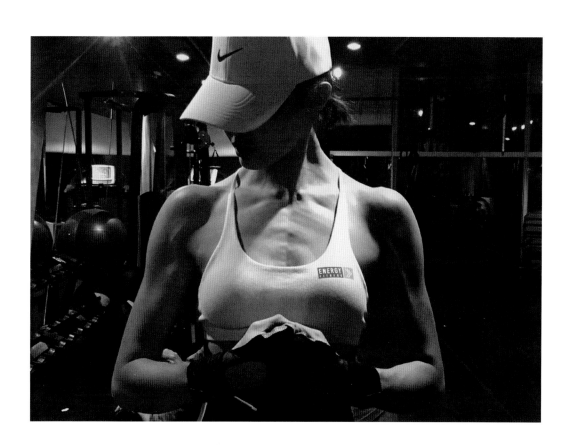

目

录

P3 重 建 期　083
RECONSTRUCTION
PERIOD

这一阶段我们将练习一些复合型动作，
目的是消除圆肩驼背，重塑小蛮腰。

P2 松 动 期　049
LOOSE
PERIOD

这一阶段我们将正式开启塑形训练。
我们在激活全身、消耗大肌肉群热量的同时，
再做一些小肌肉群的突击训练。

P1 激 活 期　013
ACTIVATION
PERIOD

第一阶段的目标是全身激活。
让你全身的主要大肌群都活跃起来，增加各关节的灵活性。
让身体开始进入一个良好的状态。

P5 提 升 期 171
PROMOTION
PERIOD

这一阶段我们将解决大部分女生都会有的两个体态问题：
一个是含胸驼背；一个是骨盆前倾。
这两个问题都会影响你的美观，
让你的气质大打折扣。

P4 养 成 期 125
DEVELOPMENT
PERIOD

这一阶段的目的是在减脂的同时加大塑形练习。
要知道，只有增肌和减脂结合训练，
身体各部分的肌肉比例才会更加匀称协调，有型好看。

CONTENTS

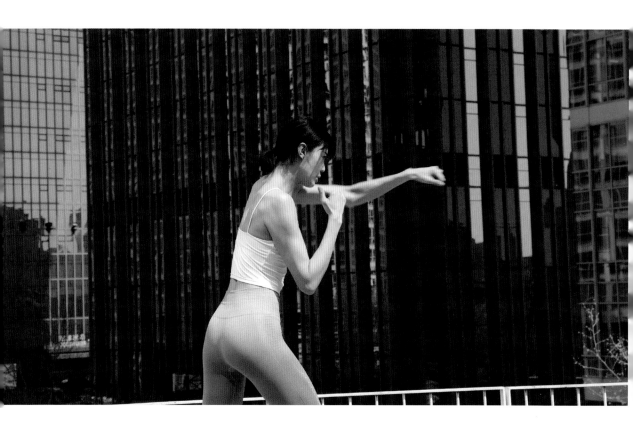

# ACTIVATION PERIOD

KEEP FIT
WITH EXERCISE

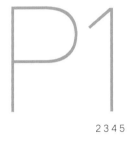

P1

2345

激 活 期

唤 醒 身 体

神 经 控 制

心 肺 适 应

# 唤醒身体

**· 本周训练计划**

· 训练阶段：P1 激活期

· 训练次数：一周 3 次，一次 1 节，休息日自行安排

· 训练内容：唤醒身体〔本课内容〕| 神经控制 | 心肺适应

# Part 1
# 训练意义

减肥呢，永远是每个女生的正在进行时，为什么绝大多数姑娘都是永远在减肥，但是永远都在失败呢？这是因为减肥这条路上实在是太多坑了，最大的一个坑就是为了拥有完美的小蛮腰、蜜桃臀还有大长腿，有的女生就每天狂练那个部位，但收效甚微，原因就是她们不知道，其实只有全身减脂成功了，你的塑形效果才会明显。

这道理其实很好理解，比如说你想练出马甲线，你只有全身的脂肪都降低了之后，腹部的线条才会比较明显，之后你再做一些腹部的塑形训练，才可以增加肌肉的分离度，让你的腹部肌肉看上去更清晰，线条更好看。但如果你在脂肪很厚的情况下就先去练腹，那你练一万个仰卧起坐也是出不来马甲线的，因为腹部的肌肉面积比较小，它消耗不了多少热量。

所以咱们整套课程的设计里，减脂和塑形是同步训练的。课程一共分为 5 个阶段，我们用 power 1 到 power 5 来代表训练的力度进阶，本书中简称 P1 到 P5。

**第一阶段 P1，就是全身激活，目的是让你全身的主要大肌肉群都活跃起来，增加各关节的灵活性，让身体开始进入一个良好的状态。等你的运动神经比较敏感的时候，我们再过渡到 P2、P3、P4 的塑形训练。后面这 3 个阶段我会带你在全身减脂的同时突击局部肌肉，提高塑形效果。最后的 P5 阶段会帮你解决大部分女生都会有的两个体态问题。**

这套训练计划，全年都适用，在变美的同时，我更期待你能通过这套训练计划，培养出科学健康的运动习惯。

总之，不管你之前有过多少次失败的瘦身经历，这次跟着我一起动起来，在最美的年纪展现出最美、最自信的自己吧！

好了，我们马上用最简单的 9 个徒手动作开始今天的全身激活训练吧！你准备好了吗？动起来吧！

# Part 2
## 训练任务

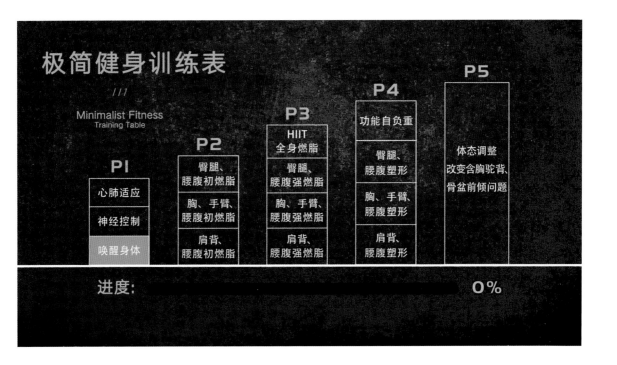

极简健身训练表

///

Minimalist Fitness
Training Table

**P1**
心肺适应
神经控制
唤醒身体

**P2**
臀腿、腰腹初燃脂
胸、手臂、腰腹初燃脂
肩背、腰腹初燃脂

**P3**
HIIT全身燃脂
臀腿、腰腹强燃脂
胸、手臂、腰腹强燃脂
肩背、腰腹强燃脂

**P4**
功能自负重
臀腿、腰腹塑形
胸、手臂、腰腹塑形
肩背、腰腹塑形

**P5**
体态调整
改变含胸驼背、骨盆前倾问题

进度：　　　　　　　　　　　　　　　0%

禁忌人群

老年人（年龄大于 65 岁）、孕妇、残疾人
患有糖尿病、心脑血管疾病、肺部疾病以及其他新陈代谢疾病的人群
患有骨科伤病且尚未痊愈的人群
其他医嘱建议不适合运动的人群

# Motor Training
## 动 作 训 练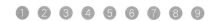

每个动作重复 15 次，共做 3 组，组间歇 45 秒

## 1/9 徒手肩外旋

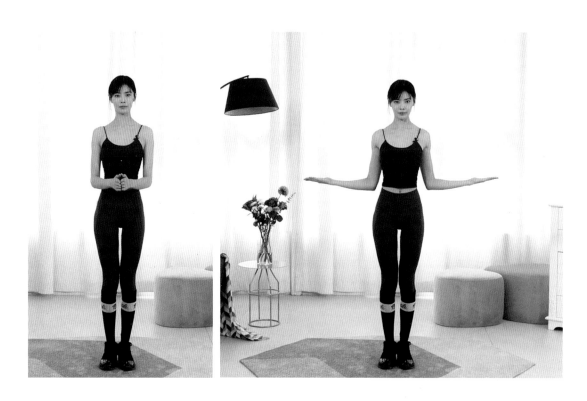

→ 身体保持直立，保持腹部收紧。

→ 上臂保持与地面垂直，肘关节弯曲至 90°。

→ 此时手向外打开。

→ 全程要注意手臂始终与地面垂直，并始终贴近身体，不要耸肩。

→ 向外旋转的时候节奏是 1、2、3、4，直到旋转至你的极限。

→ 再向内旋转，直至双手碰在一起。

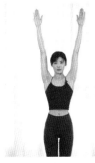

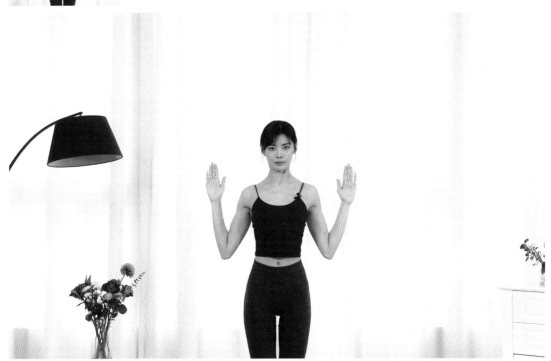

→ 身体保持收腹挺胸的站立姿势，将双手上举过头顶，手掌向前。

→ 手臂与身体保持在同一条直线上。

→ 吐气，双臂弯曲并同时下滑，过程中注意要沉肩，将两侧肩胛骨向中间收紧。

→ 在手臂下滑的过程中，两个手掌心始终向前。

→ 肩胛骨收紧后，再将两个手臂缓慢地按照原来的下滑轨迹向上伸直。

→ 全程保持一定的节奏，不要太快，注意动作一定要做完整，手臂一定要下沉
到肩胛骨完全收紧的位置。

# 跪姿俯撑髋外旋

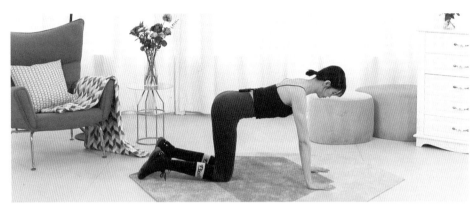

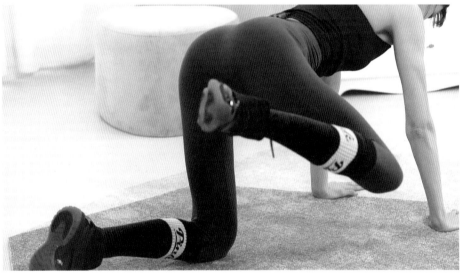

→ 俯身跪姿，手肘和前臂支撑地面。

→ 膝盖支撑地面，身体保持中立位，腹部收紧，躯干及头部自然伸直。

→ 这时单侧的膝盖向外打开，直至自己的极限，注意节奏，1、2、3、4之后，收回膝盖，向另一个膝盖并拢，两腿接触后重复下一次动作。

→ 全程要注意保持躯干的稳定，随着腿部的抬起，躯干尽量不要跟着摆动。

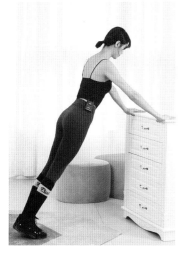

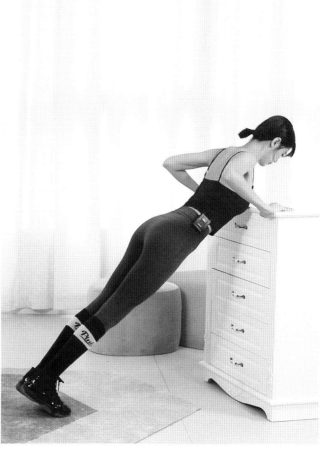

→ 标准的俯卧撑应该是在地面完成的，但是由于从零基础开始，所以我们调高角度，降低难度。找个较高的位置完成，如床边、窗边、柜子边、桌子边等都可以。例如，我们在桌子边完成倾斜俯卧撑。

→ 双手打开的距离略宽于肩宽，双手手指张开，完全撑住。

→ 挺胸收腹、沉肩，双腿及双脚并拢，身体倾斜成一条直线。

→ 吸气，屈肘，身体向下，将胸部轻碰到桌边。

→ 注意：手掌放于胸部两侧，在身体向下的时候要保证肘关节低于肩关节，这才是胸部发力的正确俯卧撑姿势。

→ 胸部轻轻碰到桌子边之后，再将身体推起至原先的起始位置，在推起的过程中，吐气。

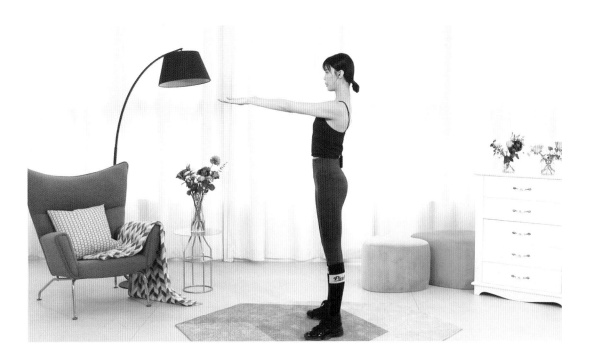

→ 身体保持收腹挺胸的站立姿态，两脚后跟距离与
　　肩同宽，两脚尖打开呈 45°，双手上抬至前平举，
　　手背朝上。

→ 先吸气，屈髋，身体向下的同时，屈膝，膝关节
　　朝两个脚尖的方向打开，在向下蹲的过程中，腰
　　背挺直，将臀部蹲至与膝关节同一水平线即可。

→ 吐气起身，按照下蹲原轨迹进行，站直后，将臀
　　部与腹部同时收紧。

→ 整个过程中注意双眼直视前方，腰部要挺直，不
　　要出现弓背或塌腰的情况。

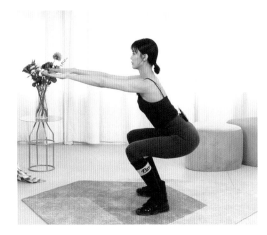

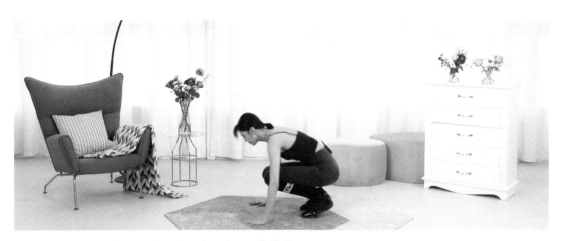

→ 身体直立，下蹲，两手的距离与肩同宽，手掌撑地。

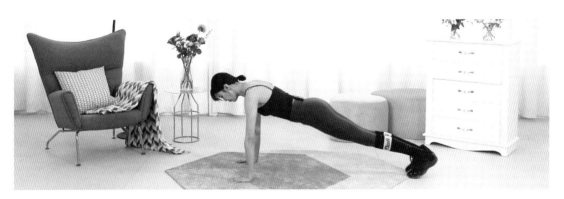

→ 两脚向后蹬出直至躯干及腿部成一条直线，腹部收
紧，臀部收紧，注意不能塌腰。

→ 收腿时，屈膝，双脚向前跳跃，前脚掌落地，落地
之后，手离开地面，身体向上跳起，腾空时，双手
在头部后方击掌。

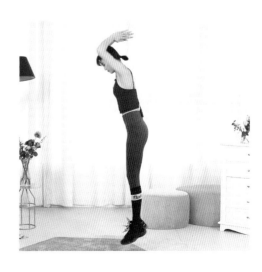

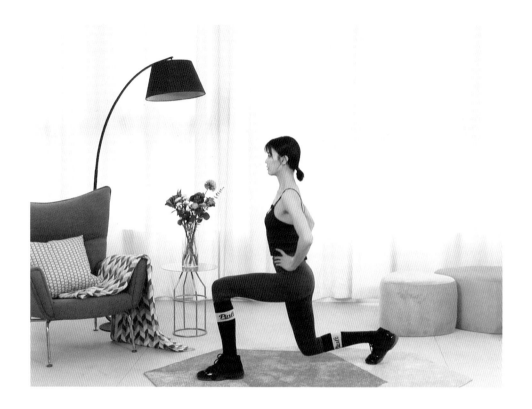

→ 两脚后跟距离与肩同宽，两脚尖朝向正前方，身体保持收腹挺胸的站立姿态。

→ 双手叉腰，将一只脚向前迈一步的同时，吸气，双腿均屈膝至 90°。

→ 前侧的小腿与地面垂直，膝关节不能超过脚尖，注意上半身要保持身体直立。

→ 起身收腿后，吐气，并换另一条腿交替进行同样的动作。

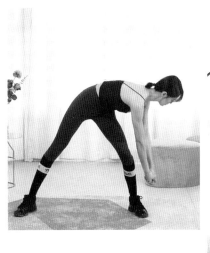
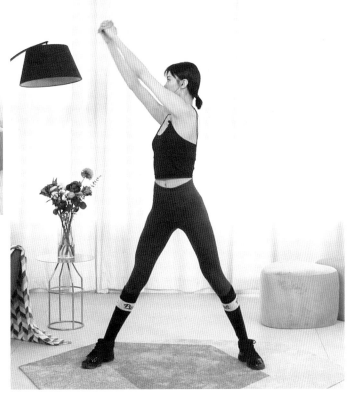

→ 两脚距离大于肩宽，身体保持直立，两脚尖朝前，双手自然下垂并将手指交叉放于身体前侧。

→ 身体屈髋，做侧弓步的姿势，将上半身向左侧扭转的时候，将手指交叉的双手放于左侧小腿的外侧中间的位置，此时左侧小腿被动屈膝。

→ 注意屈髋的时候，臀部是向后方的，而不是向下方蹲，左侧膝盖不能超过左侧脚尖，要感觉左侧的臀部与大腿后侧有拉伸感才是正确的，右侧的腿保持伸直。

→ 将手指交叉的双手从身体前侧向斜上方伸展，在双手滑动的过程中眼睛盯着双手，上半身随双手伸展的轨迹一起扭转向右侧，注意上半身向右扭转的时候要收紧腹部。

→ 最后将交叉的双手按照原轨迹移至左侧小腿的外侧中间的位置。

→ 整个动作在做的过程中，如同面前有一棵树，你手里拿着斧子砍树的样子。

→ 左侧的组次全部完成后，进行右侧砍树式的训练动作。

## 仰卧卷腹

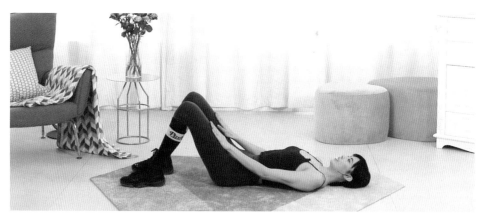

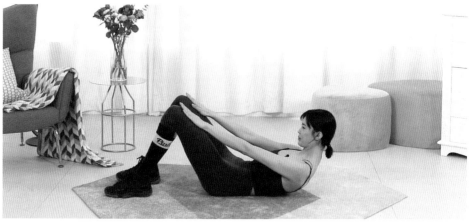

→ 仰卧在垫子上，双腿屈膝，两脚掌踩地，将双手放在大腿上。

→ 起身时，收下颚，眼睛看肚脐的位置，吐气的同时，蜷缩腹部，将肩胛骨离开地面即可。

→ 注意吐气要吐长气，感受到可以把腹腔里的气都吐出来，然后再缓慢躺回地面。

→ 身体微微碰到地面就开始进行第二次卷腹，依次反复进行。

组间歇时长：**45s**

再重复一遍

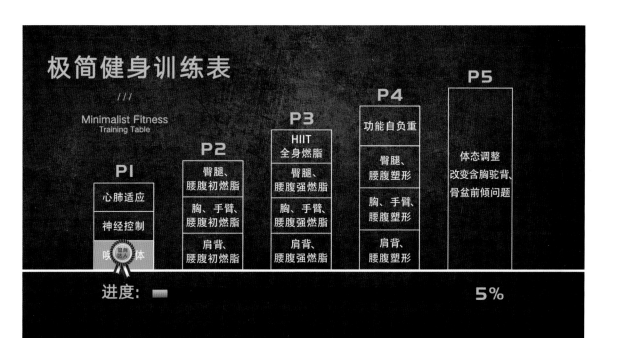

# 极简健身训练表

/ / /

Minimalist Fitness
Training Table

| **P1** | **P2** | **P3** | **P4** | **P5** |
|---|---|---|---|---|
| | | | | 体态调整<br>改变含胸驼背、<br>骨盆前倾问题 |
| | | | 功能自负重 | |
| | | HIIT<br>全身燃脂 | 臀腿、<br>腰腹塑形 | |
| 心肺适应 | 臀腿、<br>腰腹初燃脂 | 臀腿、<br>腰腹强燃脂 | 胸、手臂、<br>腰腹塑形 | |
| 神经控制 | 胸、手臂、<br>腰腹初燃脂 | 胸、手臂、<br>腰腹强燃脂 | 肩背、<br>腰腹塑形 | |
| 唤醒身体 | 肩背、<br>腰腹初燃脂 | 肩背、<br>腰腹强燃脂 | | |

进度: ▬           5%

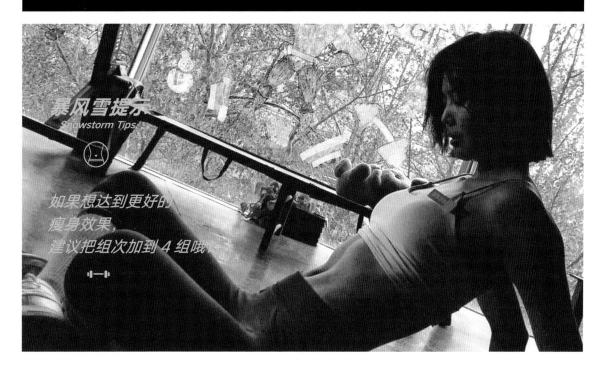

暴风雪提示
*Snowstorm Tips*

如果想达到更好的
瘦身效果，
建议把组次加到 4 组哦

# Part 3
## 小结及预告

好了，我们今天的训练就到这里了，你完整坚持下来了吗？如果坚持下来了，我要给你点个大大的赞，说明你身体素质还不错，要继续加油喔！如果你没坚持下来，也别灰心，下节课继续跟我练习，慢慢就会好起来的。

这里需要特别提醒的是：对于零基础的朋友来说，突然的大运动量肯定会让你第二天有浑身酸痛的感觉，别担心，这是正常现象。

因为今天的运动破坏了你的一些肌肉纤维，所以身体会产生一些代谢物——乳酸。乳酸会让你的身体有酸痛感，所以这个时候我们要进行一些拉伸运动，或者慢走、遛弯儿，再或者是汗蒸、泡澡，用这些能让身体发热的方式，来帮助身体把乳酸排出来，这样的话就会感觉好很多。

一定要注意哦，越不动就越酸痛，所以这个时候一定要让自己动起来，熬过这段时间就会没事了。

除了运动，还要保证营养均衡，每节课我都为你准备了一份简单易操作的私教餐单，你可以直接照着做，很方便。

**好了，下节课我将带你进行"神经控制"训练，**继续激活你的身体，如果你能跟着我一节不落地练下来，从体重到身形一定会有非常明显的变化，所以一定要坚持哦！

好了，我是你的超模私教暴风雪，我们下节课见啦。

# Part 4

## 课后彩蛋

餐单 Meal Menu Recommendation 推荐

| | | |
|---|---|---|
| 🥖 | 早餐 | 全麦面包（1片半）、煮鸡蛋1个+蛋白1个（煮/蒸）、脱脂牛奶200 ml（1杯） |
| 🍄 | 午餐 | 米饭1小碗（1个握紧的拳头大小）、蒸/煮/烤/煎牛肉（1个手掌心大小，1根手指的厚度）、各种蔬菜1盘 [水煮/蒸/烤/炒（最多1勺油）]、小苹果100g（1个拳头大小） |
| 🍙 | 晚餐 | 米饭 100g（2/3个握紧的拳头大小）、烤鸡胸肉100g（1个手掌心大，1根手指厚）、各种蔬菜1盘 [水煮/蒸/烤/炒（最多1勺油）]、无糖豆浆100ml（半杯） |

# 神经控制

**·本周训练计划**

·训练阶段：P1 激活期

·训练次数：一周 3 次，一次 1 节，休息日自行安排

·训练内容：唤醒身体 | 神经控制〔本课内容〕| 心肺适应

# Part 1
# 训练意义

上节课我们用几个简单的徒手训练，激活了全身的主要大肌肉群，增加了各关节的灵活性，渐渐把身体调整到一种健康的状态。

**那么这节课，我们将进入 P1 激活期的肌肉神经控制训练。**

什么是"肌肉神经控制"？顾名思义，就是我们的神经系统对肌肉的控制能力。

比如我们要打羽毛球，羽毛球这项运动需要我们全身的各个肌肉群进行协调发力。这时大脑神经系统会给肌肉神经系统发送一个指令，肌肉神经系统收到这个指令后，就开始协调各部位的肌肉，来配合身体整体的发力。所以发力多少，怎么发力，其实都是由神经系统来安排的。

**肌肉神经控制能力好的人，身手会比较敏捷，而且思维也比较活跃，像我们常说的"小机灵鬼"。**

现在你知道这节课的重要性了吧？好了，让我们开始今天的训练吧。

# Part 2
# 训练任务

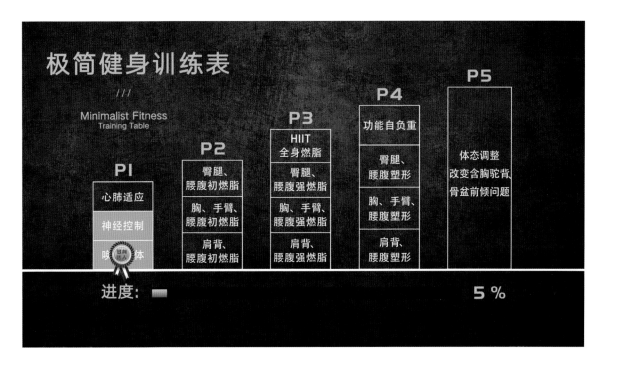

## 极简健身训练表

/ / /

Minimalist Fitness
Training Table

**P5**

**P4**

**P3**

**P2**

**P1**

| | | | | **P5** |
|---|---|---|---|---|
| | | | **功能自负重** | 体态调整<br>改变含胸驼背、<br>骨盆前倾问题 |
| | | **HIIT<br>全身燃脂** | 臀腿、<br>腰腹塑形 | |
| | **臀腿、<br>腰腹初燃脂** | 臀腿、<br>腰腹强燃脂 | | |
| **心肺适应** | 胸、手臂、<br>腰腹初燃脂 | 胸、手臂、<br>腰腹强燃脂 | 胸、手臂、<br>腰腹塑形 | |
| 神经控制 | 肩背、<br>腰腹初燃脂 | 肩背、<br>腰腹强燃脂 | 肩背、<br>腰腹塑形 | |

进度: ▬          **5 %**

禁忌人群

老年人（年龄大于 65 岁）、孕妇、残疾人
患有糖尿病、心脑血管疾病、肺部疾病以及其他新陈代谢疾病的人群
患有骨科伤病且尚未痊愈的人群
其他医嘱建议不适合运动的人群

# Motor Training
## 动 作 训 练　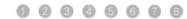

每个动作重复 15 次，共做 3 组，组间歇 45 秒

 **倾斜俯卧撑**

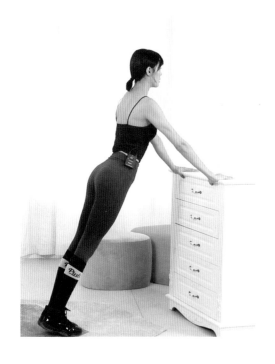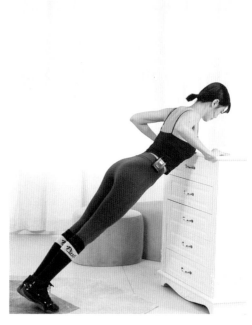

→ 双手打开的距离略宽于肩宽，双手手指张开，完全撑住。

→ 挺胸收腹、沉肩，双腿及双脚并拢，身体倾斜成一条直线。

→ 吸气，屈肘，身体向下，将胸部轻碰到桌边。

→ 注意：手掌放于胸部两侧，在身体向下的时候要保证肘关节低于肩关节，这才是胸部发力的正
　确俯卧撑姿势。

→ 胸部轻轻碰到桌子边之后，再将身体推起至原先的起始位置，在推起的过程中，吐气。

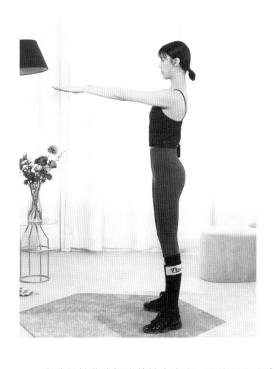 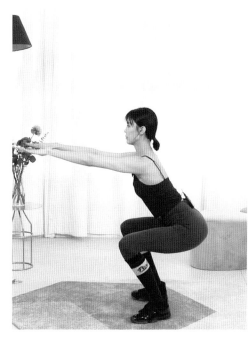

→ 身体保持收腹挺胸的站立姿态，两脚后跟距离与肩同宽，两脚尖打开呈 45°，双手上抬至前平举，手背朝上。

→ 先吸气，屈髋，身体向下的同时，屈膝，膝关节朝两个脚尖的方向打开，在向下蹲的过程中，腰背挺直，将臀部蹲至与膝关节同一水平线即可。

→ 吐气起身，按照下蹲原轨迹进行，站直后，将臀部与腹部同时收紧。

→ 整个过程中注意双眼直视前方，腰部要挺直，不要出现弓背或塌腰的情况。

## 3⁄8 臀桥

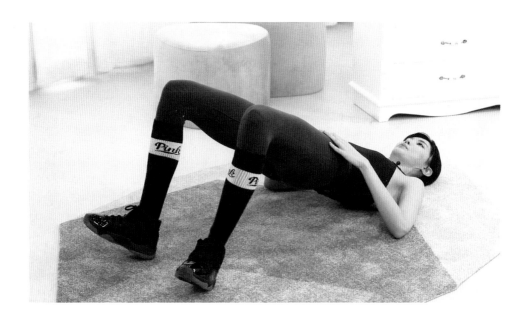

→　仰卧在垫子上，双腿屈膝，将两个脚的脚尖抬起，脚后跟蹬地，两脚尖打开呈 45°。两个膝盖朝脚尖的方向打开，双手放在骨盆上方的位置。

→　吐气，将臀部向上方顶起至与身体成一条直线并收紧，在这个过程中，吐长气，收紧腹部，感觉可以把腹腔里的气都吐出来。

→　再慢慢将臀部下降回垫上的起始位置。

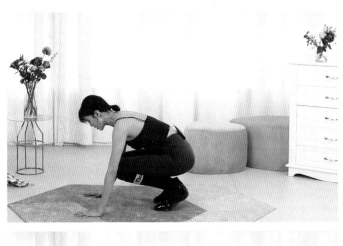

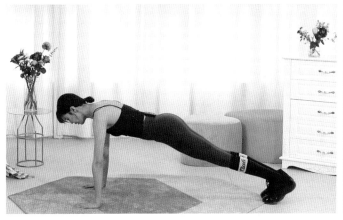

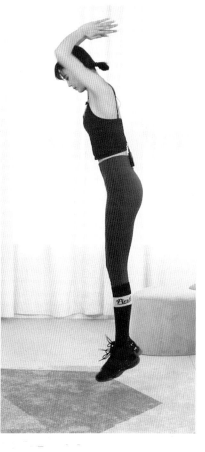

→ 身体直立，下蹲，两手的距离与肩同宽，手掌撑地。

→ 两脚向后蹬出直至躯干及腿部成一条直线，腹部收紧，臀部收紧，注意不能塌腰。

→ 收腿时，屈膝，双脚向前跳跃，前脚掌落地，落地之后，手离开地面，身体向上跳起，腾空时，双手在头部后方击掌。

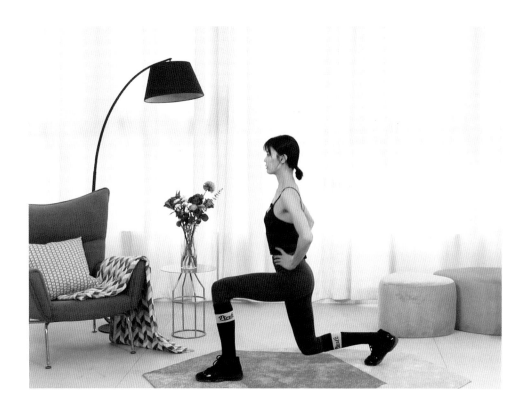

→ 两脚后跟距离与肩同宽，脚尖朝向正前方，身体保持收腹挺胸的站立姿态。

→ 双手叉腰，将一只脚向前迈一步的同时，吸气，双腿均屈膝至 90°。

→ 前侧的小腿与地面垂直，膝关节不能超过脚尖，注意上半身要保持身体直立。

→ 起身收腿后，吐气，并换另一条腿交替进行同样的动作。

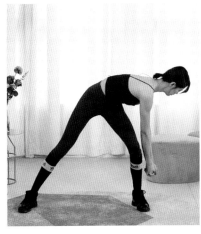
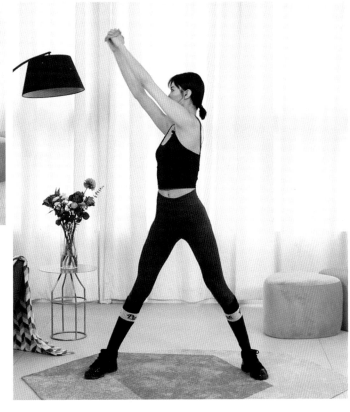

→　两脚距离大于肩宽，身体保持直立，两脚尖朝前，双手自然下垂并将手指交叉放于身体前侧。

→　身体屈髋，做侧弓步的姿势，将上半身向左侧扭转的时候，将手指交叉的双手放于左侧小腿的外侧中间的位置，此时左侧小腿被动屈膝。

→　注意髋屈的时候，臀部是向后方的，而不是向下方蹲，左侧膝盖不能超过左侧脚尖，要感觉左侧的臀部与大腿后侧有拉伸感才是正确的，右侧的腿保持伸直。

→　将手指交叉的双手从身体前侧向斜上方伸展，在双手伸展的过程中眼睛盯着双手，上半身随双手伸展的轨迹一起扭转向右侧，注意上半身向右扭转的时候要收紧腹部。

→　最后将交叉的双手按照原轨迹移至左侧小腿的外侧中间的位置。

→　整个动作在做的过程中，如同面前有一棵树，你手里拿着斧子砍树的样子。

→　左侧的组次全部完成后，进行右侧砍树式的训练动作。

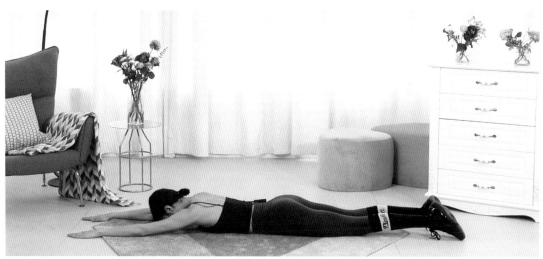

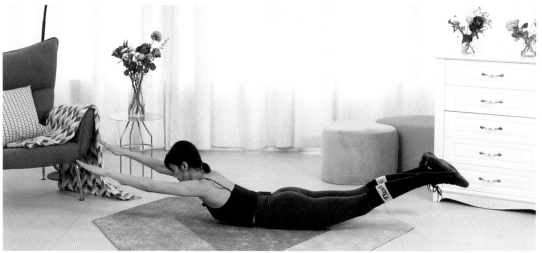

→ 首先将身体俯卧在垫子上，两手向头顶的方向伸直，手背朝上，两腿伸直，两脚背伸直，脚尖贴地。

→ 将身体两端向上抬起，双手及双脚离开地面，头部随上半身一起抬起，眼睛看向前方。

→ 此时臀部及腰部收紧，再将身体两端慢慢放回垫上的起始位置。

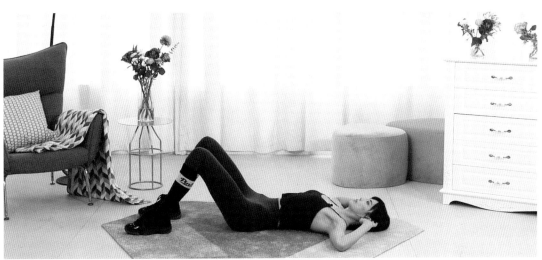

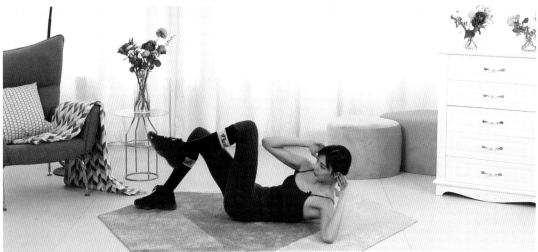

→ 仰卧在垫子上，双腿屈膝，双脚掌落地，双手放于耳后。

→ 吐气并将右侧的肘部向左侧的膝盖方向蜷缩，让腹部在收缩的同时加一点点扭转。收缩的高度为肩胛骨离开地面即可。

→ 再将身体慢慢还原至起始位置，然后换另一侧重复训练动作。

组间歇时长：**45s**

再重复一遍

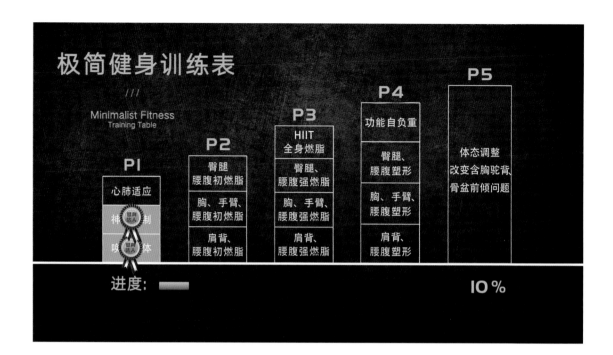

# Part 3

# 小结及预告

好了，今天的训练就到这里了。怎么样？坚持下来了吗？如果你还感到体力充沛的话，可以再增加30分钟的跑步哦，那样会对减脂训练更有帮助！没坚持下来也没关系，继续跟我进行下一次的训练，改变总会看得见的。

**下节课是我们P1激活期的最后一次训练——"心肺适应"训练，我将继续带你激活身体，让你的精神状态更加饱满，看起来更有活力，更重要的是，你已经在成功减脂的路上了，别放弃哦。**

对了，要提醒大家一件事，下节课开始我们的训练就要用到哑铃咯，如果没有哑铃，用两瓶矿泉水代替也行，当然我还是建议你买一对哑铃，那样训练效果更佳。

今天就这样了，我是你的超模私教暴风雪，我们下节课见。

# Part    4

## 课 后 彩 蛋

### 餐单 Meal Menu Recommendation 推荐

| | | | |
|---|---|---|---|
| 🥖 | 早餐 | 杂粮粥半碗（可加入小米、紫米、糙米等五谷杂粮）、煮鸡蛋1个+蛋白1个（煮／蒸）、脱脂酸奶100 ml（半杯） | |
| 🍄 | 午餐 | 烤/蒸紫薯100 g（1个握紧的拳头大小）、烤鳕鱼150 g（1个手掌大小，1根手指的厚度）、各种蔬菜1盘［水煮/蒸/烤/炒（最多1勺油）］、小橙子150 g（1个拳头大小） | |
| 🍙 | 晚餐 | 蒸南瓜1碗（2/3个握紧的拳头大小）、白灼虾100 g（8~10只）、各种蔬菜1盘［水煮/蒸/烤/炒（最多1勺油）］、脱脂牛奶100 ml（半杯） | |

# 心 肺 适 应

**·本周训练计划**

·训练阶段：P1 激活期

·训练次数：一周 3 次，一次 1 节，休息日自行安排

·训练内容：唤醒身体 | 神经控制 | 心肺适应（本课内容）

# Part　1
# 训 练 意 义

今天我们将进入 P1 激活期的最后一次训练——心肺适应训练。

如果你问健身大咖哪种训练最解压，他们一定会告诉你，不是练手臂，也不是练腹肌，而是心肺训练。

因为它的训练强度和力度都比较大，练完保证让你汗流浃背，绝对解压。

同时，心肺训练带来的好处非常明显。

第一点，也是它最大的好处，就是有益于我们的心血管健康，让我们尽可能地远离疾病。心肺功能可以简单地理解为人体心脏泵血及肺部吸入氧气的能力，它影响着我们身体的脏器和肌肉，所以心肺训练是建立体能的基础，对我们的身体非常重要。

第二点，它是减脂塑形的神助攻。心肺训练可以提高你的心肺适应能力，体力上来之后，就为后期的高强度训练打好了基础，绝对助攻你的燃脂塑形。

现在你意识到心肺训练的一举多得了吧？好啦，我们开始今天的训练吧！

# Part 2
# 训 练 任 务

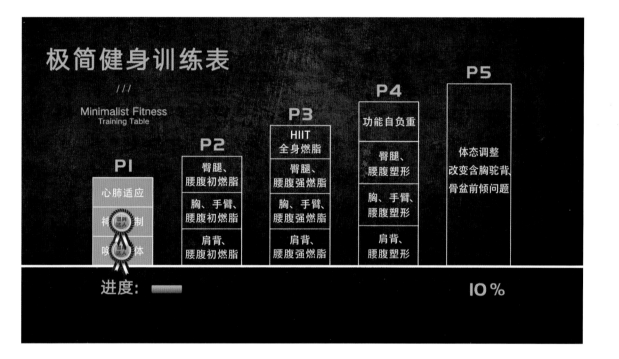

禁忌人群

老年人（年龄大于 65 岁）、孕妇、残疾人
患有糖尿病、心脑血管疾病、肺部疾病以及其他新陈代谢疾病的人群
患有骨科伤病且尚未痊愈的人群
其他医嘱建议不适合运动的人群

# Motor Training
# 动 作 训 练　　①②③④

每个动作重复 15 次，共做 3 组，组间歇 45 秒

 **哑铃矩阵组**

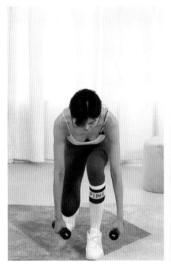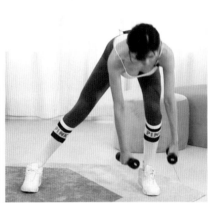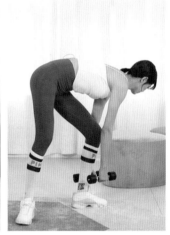

→　首先进行正面弓箭步的训练动作。双手持哑铃，保持身体收腹挺胸的站立姿态，两脚并拢，脚尖向
　　正前方。将脚向斜前方迈一步，注意，向斜前方迈步是为了更好地保持身体平衡。此时，吸气，双
　　腿屈膝至 90°，前侧的小腿与地面垂直，膝关节不能超过脚尖。此时将上半身向前俯身，将胸部靠近
　　大腿前侧，双臂垂直，双手持哑铃放置在前侧脚尖的位置，起身收腿后，吐气，并换另一条腿交替
　　进行同样的动作。

→　下面进行侧弓步的训练动作。两脚并拢，左侧的脚向左侧水平迈出一步，差不多一个肩宽的距离，
　　并保持左脚的脚尖朝前。身体屈髋，注意臀部是向后方，而不是向下蹲，膝盖不能超过脚尖，双臂
　　垂直，双手持哑铃放置在左侧脚的内外两侧，此时感觉左侧臀部与左侧大腿后侧有拉伸感是正确的。
　　然后起身，收腿，站直，进行另一侧相同步骤的训练动作。

→　最后，进行哑铃后向弓箭步的训练动作。将左脚向斜后方 45°迈出，同时身体也跟随左脚尖的方向扭
　　转，注意右脚始终朝前，不能移动，为的是将上半身进行绕轴旋转。将身体的上半身向下俯身，持
　　哑铃的双手放置在左脚脚尖的两侧。然后起身，吐气，收腿将两腿并拢。左侧完成之后进行右侧的
　　相同步骤的训练动作。

## ② 托哑铃深蹲
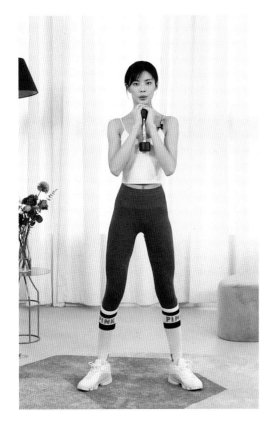
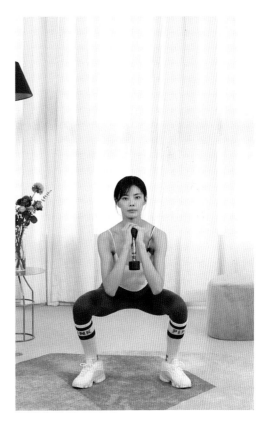

→ 身体保持收腹挺胸的站立姿态，两脚后跟距离与肩同宽，两脚尖打开呈 45°，哑铃竖向，用双手托住哑铃的一边放在胸口的位置。

→ 先吸气，屈髋，身体向下的同时，屈膝，两膝关节分别朝两个脚尖的方向打开，在向下蹲的过程中，腰背挺直，心里默念 1、2、3、4，将臀部蹲至略低于膝盖的位置即可。

→ 吐气起身，按照下蹲原轨迹进行即可。

→ 站直后，将臀部与腹部同时收紧。

→ 整个过程中注意双眼直视前方，腰部要挺直，不要出现弓背或塌腰的情况，在做托哑铃深蹲的时候，哑铃托在胸口的位置保持不动。

# 倾斜俯卧撑

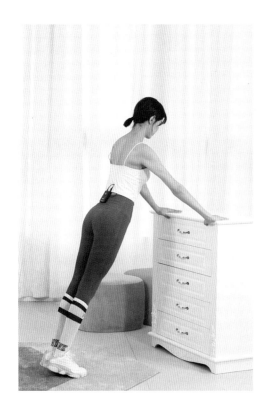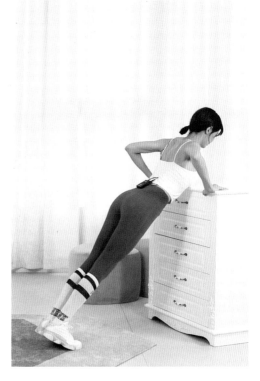

→ 双手打开的距离略宽于肩宽，双手手指张开，完全撑住。

→ 挺胸收腹、沉肩，双腿及双脚并拢，身体倾斜成一条直线。

→ 吸气，屈肘，身体向下，将胸部轻碰到桌边。

→ 注意：手掌放于胸部两侧，在身体向下的时候要保证肘关节低于肩关节，这才是胸部发力的正
　　确俯卧撑姿势。

→ 胸部轻轻碰到桌子边之后，再将身体推起至原先的起始位置，在推起的过程中，吐气。

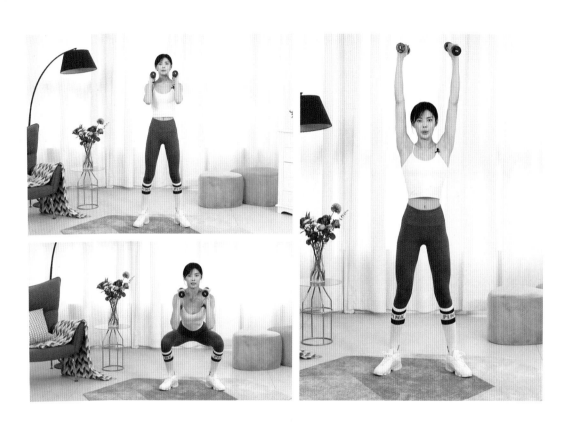

→ 两脚后跟距离与肩同宽，两脚尖朝外打开呈 45°，双手持哑铃，并将哑铃托举到肩膀的位置。

→ 先做深蹲，吸气，屈髋，身体向下的同时，屈膝，两膝关节分别朝两脚尖的方向打开。

→ 在向下蹲的过程中，腰背挺直，心里默念 1、2、3、4，将臀部蹲至略低于膝盖的位置即可。

→ 吐气起身后，将臀部与腹部收紧的同时，放在肩部的哑铃向上推举至过头顶的位置，手臂伸直之后再将哑铃按照上举的原轨迹放回至肩部，再进行第二次深蹲。

→ 整个过程中注意双眼直视前方，腰部要挺直，不要出现弓背或塌腰的情况，双手上举哑铃的过程中，吐气，臀部和腹部要保持收紧的状态。

组间歇时长：**45s**

再重复一遍

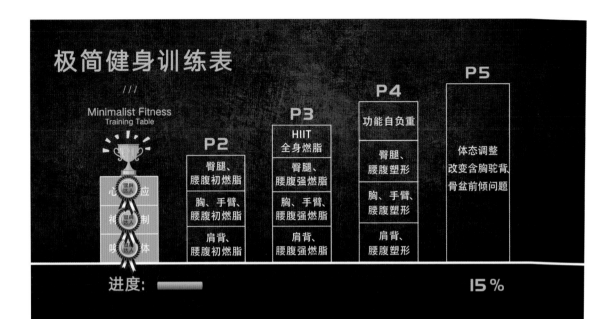

## 极简健身训练表

*Minimalist Fitness Training Table*

| | P2 | P3 | P4 | P5 |
|---|---|---|---|---|
| | | | 功能自负重 | |
| 心理回应 | 臀腿、腰腹初燃脂 | HIIT 全身燃脂 | 臀腿、腰腹塑形 | 体态调整 改变含胸驼背、骨盆前倾问题 |
| 补控制 | 胸、手臂、腰腹初燃脂 | 臀腿、腰腹强燃脂 | 胸、手臂、腰腹塑形 | |
| 身体 | 肩背、腰腹初燃脂 | 胸、手臂、腰腹强燃脂 | 肩背、腰腹塑形 | |
| | | 肩背、腰腹强燃脂 | | |

进度： ▰▰▰▰▰ **15 %**

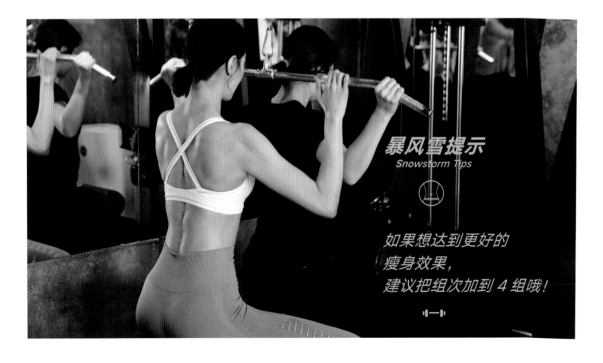

### 暴风雪提示
*Snowstorm Tips*

如果想达到更好的
瘦身效果，
建议把组次加到 4 组哦！

# Part 3

## 小结及预告

今天的训练就到这里了，你现在是不是满头大汗，感觉身体被掏空啦？

除了今天的心肺适应训练之外，你还可以定期做一些有氧运动，如快走、缓跑、游泳、跳绳或者各种球类活动，也可以提升你的心肺耐力哦。

好了，这节课结束了，我们的 P1 激活期到这里也就结束了，不管你是否完整坚持下来了，你都应该能感受到自己的精力开始越来越充沛、睡眠质量也越来越好，这说明全身激活运动效果还不错，很好。

从下节课开始，我们将进入 P2 松动期，也是正式进入塑形期，我会帮你快速找到肩、背、腰腹、臀腿的肌肉发力感，精准地刺激你的目标肌肉，以达到塑形的目的，是不是非常期待？

我是你的超模私教暴风雪，我们下节课见啦。

# Part 4

## 课后彩蛋

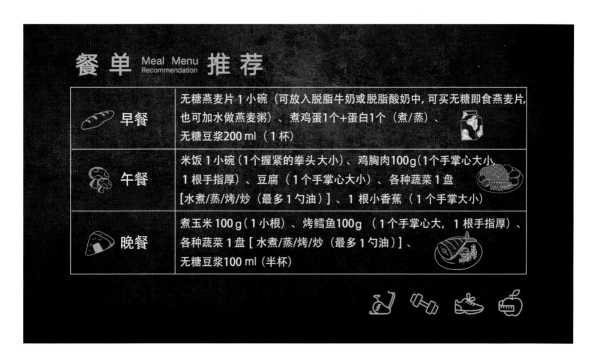

餐单 Meal Menu Recommendation 推荐

| | | |
|---|---|---|
| 🥖 | 早餐 | 无糖燕麦片 1 小碗（可放入脱脂牛奶或脱脂酸奶中，可买无糖即食燕麦片，也可加水做燕麦粥）、煮鸡蛋1个+蛋白1个（煮/蒸）、无糖豆浆200 ml（1 杯） |
| 🍄 | 午餐 | 米饭 1 小碗（1个握紧的拳头大小）、鸡胸肉100g（1个手掌心大小，1 根手指厚）、豆腐（1个手掌心大小）、各种蔬菜 1 盘 [水煮/蒸/烤/炒（最多1勺油）]、1 根小香蕉（1个手掌大小） |
| 🍙 | 晚餐 | 煮玉米 100 g（1 小根）、烤鳕鱼100g（1个手掌心大，1 根手指厚）、各种蔬菜 1 盘 [水煮/蒸/烤/炒（最多1勺油）]、无糖豆浆100 ml（半杯） |

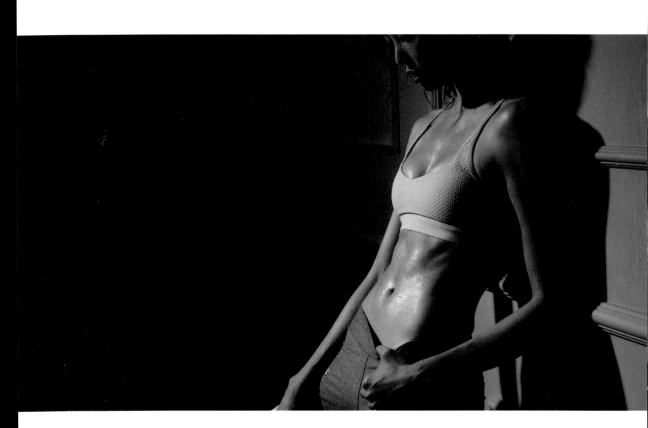

# LOOSE
# PERIOD

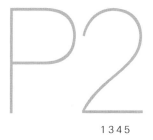

1345

松 动 期

肩 背 、 腰 腹 初 燃 脂

胸 、 手 臂 、 腰 腹 初 燃 脂

臀 腿 、 腰 腹 初 燃 脂

# 肩背、腰腹初燃脂

**· 本周训练计划**

· 训练阶段：P2 松动期

· 训练次数：一周 3 次，一次 1 节，休息日自行安排

· 训练内容：肩背、腰腹初燃脂（本课内容） | 胸、手臂、腰腹初燃脂 | 臀腿、腰腹初燃脂

# Part 1
# 训 练 意 义

通过前面的 3 次训练，你全身的运动神经已经被激活了，有没有感觉自己最近精力越来越充沛、身体素质越来越好，而且睡眠质量也好了一些？

恭喜你，第一阶段的训练完成得很好，那么从这节课开始，我们将正式开启塑形训练。

像之前反复强调的那样，我不会带你单独练手臂或练腰腹，**我们的局部塑形是有计划的，所有的训练都会和大肌肉群配合在一起，因为大肌肉群所占的面积最大，肌肉含量也最高，所以它消耗的热量也会最多。我们在消耗大肌肉群热量的同时，再做一些小肌肉群的突击训练，如手臂，塑形效果才会更好哦。**

好了，今天我们将进行肩背、腰腹的燃脂训练，准备好了吗？朝着你的美背、小蛮腰努力吧！

# Part 2
# 训 练 任 务

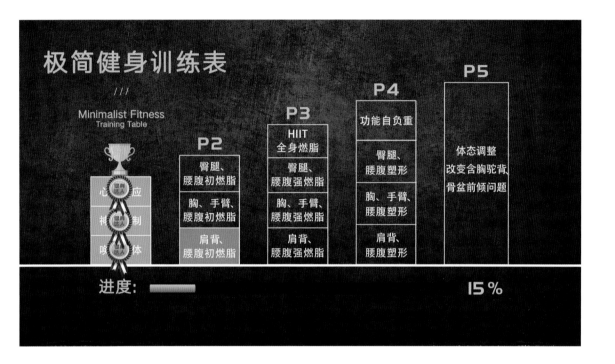

禁忌人群

老年人（年龄大于 65 岁）、孕妇、残疾人
患有糖尿病、心脑血管疾病、肺部疾病以及其他新陈代谢疾病的人群
患有骨科伤病且尚未痊愈的人群
其他医嘱建议不适合运动的人群

# Motor Training
# 动 作 训 练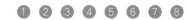

每个动作重复 15 次，共做 3 组，组间歇 45 秒

 站姿哑铃推举

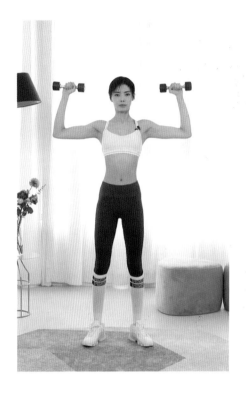 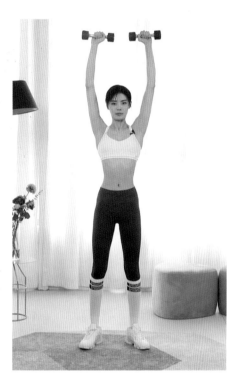

→ 手持哑铃，直立。

→ 核心收紧，目视前方，双脚距离与肩同宽，这时，持哑铃的手上抬至肩部的位置。

→ 肘关节向前，向上推起，推起的时候要吐气，节奏均匀，直至两个手臂伸直，伸直之后手臂缓慢下落。

→ 要注意肘关节尽量向前。手臂下落至肩部的位置，再次重复推起动作。全过程要注意不要挺腰，整个核心位置，包括臀部一定要收紧，以免腰部超伸，以致腰部疼痛。

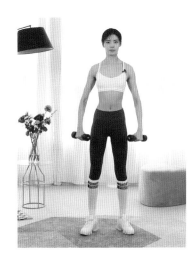

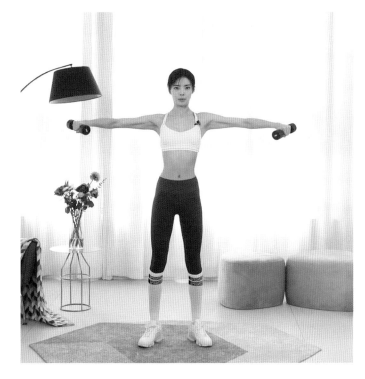

→ 两脚距离与肩同宽，身体保持收腹挺胸的站立姿态，双手持哑铃于身体两侧，此时双臂开始进行侧平举。

→ 注意做侧平举的时候，手肘要尽量打开，但不要把肘关节超伸锁死。

→ 腕关节要低于肘关节，肘关节要低于肩关节，想象手中的哑铃是两个水瓶子，感觉像倒水一样，大拇指朝下，小拇指朝上，向上做侧平举。

→ 将两个手臂抬到约180°的水平面时，再缓慢放下，注意放下的时候不要完全贴着身体两侧，那样会让你的肌肉泄力，放到手臂离身体2~3个拳头的距离，将手臂再次进行侧平举，保持肌肉的持续发力。

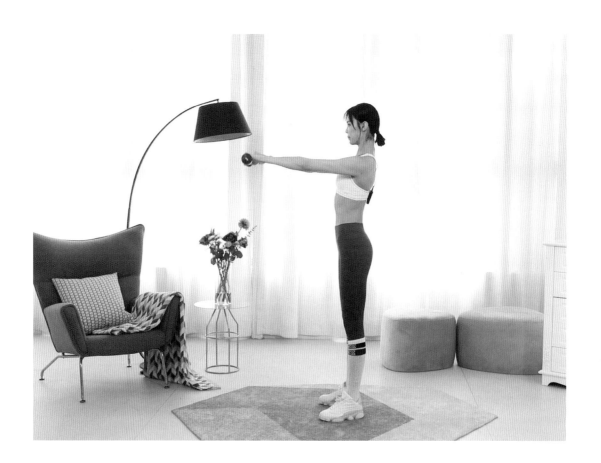

→ 直立，核心收紧，目视前方，两脚距离与肩同宽。

→ 持哑铃的手垂直于地面，吐气，向上抬起，做前平举，节奏要保持均匀，直至持哑铃的手臂与地面平行。全程手臂要始终伸直，吸气，手臂向下，直至手臂与地面垂直，完成动作。

→ 全程一定要注意，腹部要收紧，两个膝盖及身体全部的关节都保持中立位。特别是腰部，不要发生超伸的情况，因为超伸会导致腰部的酸痛。

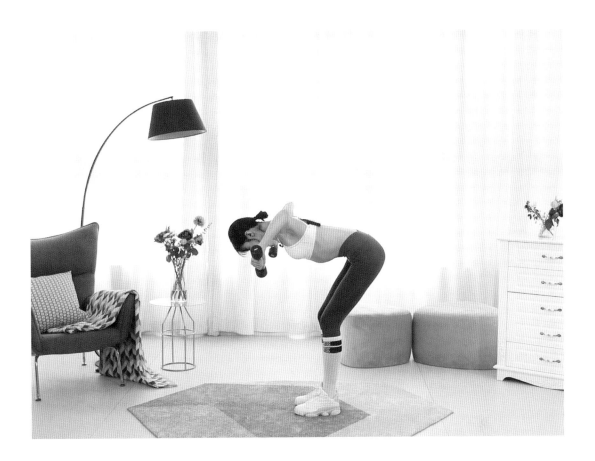

→ 站立，两脚距离与肩同宽，双手持哑铃。

→ 俯身至上半身几乎与地面平行，膝盖微屈，腰部要尽量挺直，目视下方。

→ 这时持哑铃的双手向下垂直于地面，吐气，双手向两侧向上打开，像一个飞鸟的姿势，要注意节奏，
全过程手心向下。

→ 当手臂与地面平行的时候，动作即可停止。

→ 接着双手慢慢落下，直至手臂与地面垂直，动作结束。

→ 全过程要注意保持均匀的呼吸，腰部要尽量伸直，如果腰部无法伸直，可以增加膝盖的曲度。

俯身哑铃划船

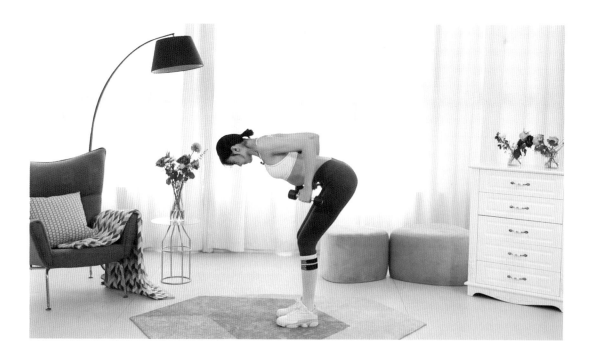

→ 站立于地面，双手持哑铃，俯身向下，膝盖微屈，腰背尽量挺直，俯身至躯干与地面平行的位置。
　　这时两手臂的位置应该是与地面垂直，吐气，拉起哑铃，注意手肘也就是肘关节要尽量贴近自己的
　　躯干，上拉至无法继续的位置，这时缓慢向下放低哑铃，直至手臂再次与地面垂直。

→ 全过程中要注意发力的时候吐气，向下放的时候要吸气，整个躯干要保持一个中立的位置。

→ 全程一定要保持核心收紧。

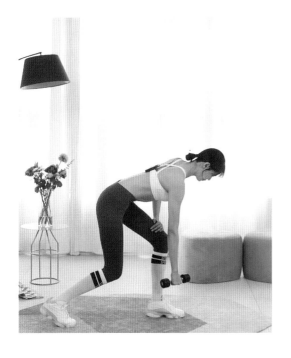 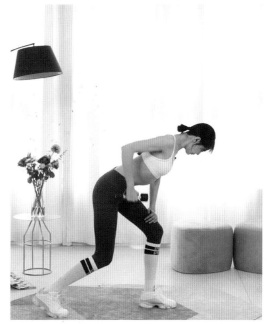

→ 单手持哑铃，两脚距离与肩同宽。这时其中一只脚向后迈出大概 1m 的距离，后侧腿要屈膝，但是膝盖不要弯曲得太多。

→ 微屈膝，这时把重心置于前侧腿，前侧腿的膝盖弯曲，把与前侧腿同侧的手臂的手掌置于前侧腿的膝盖上，身体也就成了一个俯身的姿态。

→ 躯干要尽量保持中立位。

→ 这时持哑铃的手臂应该是垂直于地面。吐气，手臂向上拉起，保持均匀的节奏，拉到尽头之后慢慢落下，直至手臂与地面垂直。全程一定要注意，不要发生耸肩的情况。

→ 上臂要与身体尽量贴紧，感觉是背部发力就对了。

**仰卧卷腹**

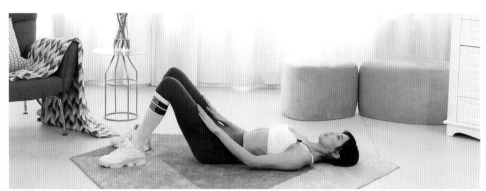

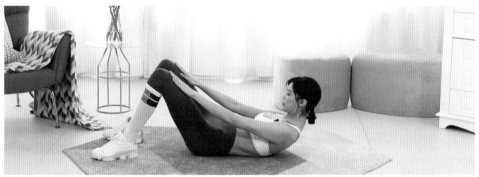

→　仰卧在垫子上，双腿屈膝，两脚掌踩地，将双手放在大腿上。

→　起身时，收下颚，眼睛看肚脐的位置，吐气的同时，蜷缩腹部，将肩胛骨离开地面即可。

→　注意吐气要吐长气，感受到可以把腹腔里的气都吐出来，然后再缓慢躺回地面。

→　身体微微碰到地面就开始进行第二次卷腹，依次反复进行。

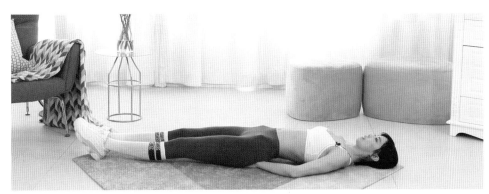

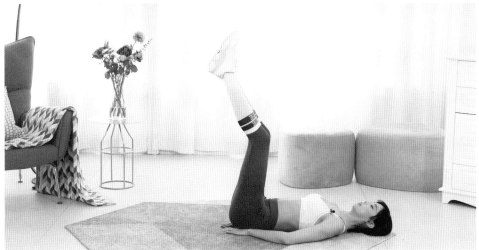

→ 平躺于垫子上，目光向上，双腿并拢伸直，这时吐气，两腿向上抬起，抬至约和地面呈
　90°的位置，吸气慢慢向下，向下的节奏和向上一样，都要保持 1、2、3、4 的缓慢节奏。

→ 但是向下落下的时候，双脚不可以与地面有接触，这样可以保持腹部的张力。

→ 注意手部动作，两手始终平放于身体两侧，手心向下。

组间歇时长：45s

再重复一组

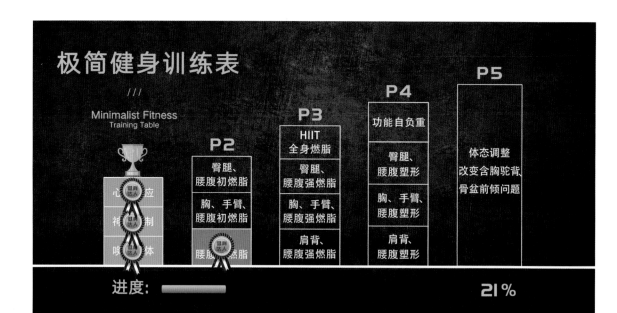

极简健身训练表

Minimalist Fitness
Training Table

**P2**

臀腿、
腰腹初燃脂

胸、手臂、
腰腹初燃脂

腰腹初燃脂

**P3**

HIIT
全身燃脂

臀腿、
腰腹强燃脂

胸、手臂、
腰腹强燃脂

肩背、
腰腹强燃脂

**P4**

功能自负重

臀腿、
腰腹塑形

胸、手臂、
腰腹塑形

肩背、
腰腹塑形

**P5**

体态调整
改变含胸驼背、
骨盆前倾问题

心肺适应

视控制

呼吸体

进度：                    21%

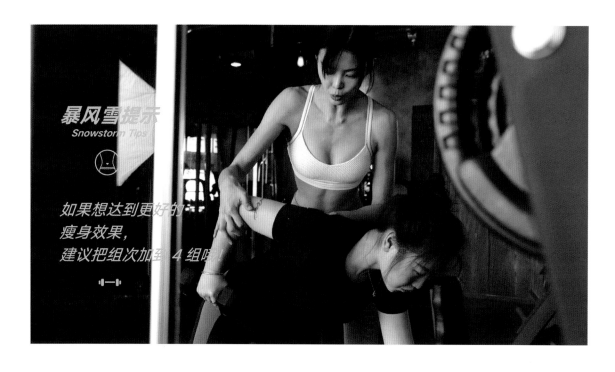

暴风雪提示
Snowstorm Tips

如果想达到更好的
瘦身效果，
建议把组次加至 4 组哦

# Part 3

## 小结及预告

好了，我们今天的训练到这里就结束了，你坚持下来了吗？感受一下自己的肩背和腰腹有没有发热的感觉。如果有，说明你的美背和小蛮腰已经在跟你招手咯！

下节课，我将继续帮助你燃烧你的胸、手臂和腰腹的脂肪，别错过哦。

在这个阶段，关于饮食我要特别建议你：晚餐米饭的量减少至一半，或者不吃；保证每天喝水的量一定要达到1500ml，大概是3瓶普通矿泉水的量，另外要按照咱们的餐单，保证每天健康饮食哦。

# Part 4

## 课后彩蛋

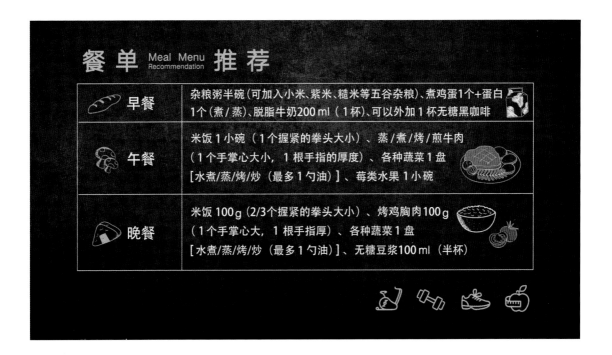

**餐单 Meal Menu Recommendation 推荐**

| | | |
|---|---|---|
| 早餐 | 杂粮粥半碗（可加入小米、紫米、糙米等五谷杂粮）、煮鸡蛋1个+蛋白1个（煮/蒸）、脱脂牛奶200 ml（1杯）、可以外加1杯无糖黑咖啡 | |
| 午餐 | 米饭1小碗（1个握紧的拳头大小）、蒸/煮/烤/煎牛肉（1个手掌心大小，1根手指的厚度）、各种蔬菜1盘[水煮/蒸/烤/炒（最多1勺油）]、莓类水果1小碗 | |
| 晚餐 | 米饭100 g（2/3个握紧的拳头大小）、烤鸡胸肉100 g（1个手掌心大，1根手指厚）、各种蔬菜1盘[水煮/蒸/烤/炒（最多1勺油）]、无糖豆浆100 ml（半杯） | |

# 胸、手臂、腰腹初燃脂

**· 本周训练计划**

· 训练阶段：P2 松动期

· 训练次数：一周 3 次，一次 1 节，休息日自行安排

· 训练内容：肩背、腰腹初燃脂 | 胸、手臂、腰腹初燃脂（本课内容）| 臀腿、腰腹初燃脂

# Part 1
## 训 练 意 义

在生活中，你有没有发现有的人明明体重不是很轻，看起来却很瘦；而有的人明明不重，但是看起来肩膀很厚，虎背熊腰的，特壮实？这就是你胸部和手臂的脂肪堆积惹的祸了。

别担心，**今天呢，我就要带你通过 7 个极简的动作来燃烧胸、手臂和腰腹的脂肪，让你告别副乳和胳膊上的"拜拜肉"，做个上身纤细的精致女孩！**

准备好了吗？我们开始吧！

# Part 2
## 训练任务

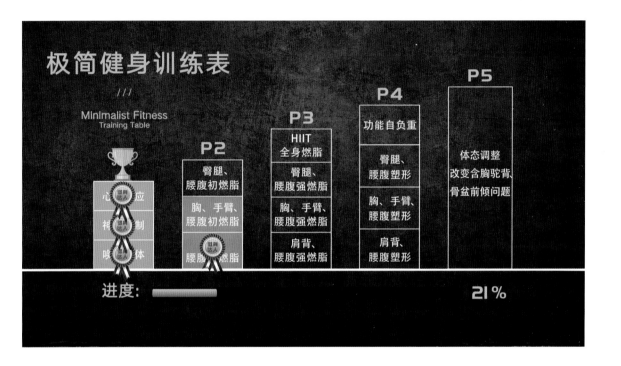

极简健身训练表

///

Minimalist Fitness
Training Table

**P2**
- 臀腿、腰腹初燃脂
- 胸、手臂、腰腹初燃脂
- 腰腹初燃脂

**P3**
- HIIT 全身燃脂
- 臀腿、腰腹强燃脂
- 胸、手臂、腰腹强燃脂
- 肩背、腰腹强燃脂

**P4**
- 功能自负重
- 臀腿、腰腹塑形
- 胸、手臂、腰腹塑形
- 肩背、腰腹塑形

**P5**
- 体态调整
- 改变含胸驼背、骨盆前倾问题

进度：　　　　　　　　　　　21%

禁忌人群

老年人（年龄大于 65 岁）、孕妇、残疾人
患有糖尿病、心脑血管疾病、肺部疾病以及其他新陈代谢疾病的人群
患有骨科伤病且尚未痊愈的人群
其他医嘱建议不适合运动的人群

# Motor Training
# 动 作 训 练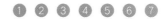

每个动作重复 15 次，共做 3 组，组间歇 45 秒

##  倾斜俯卧撑

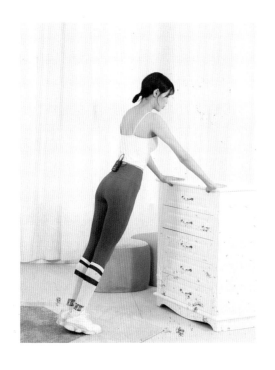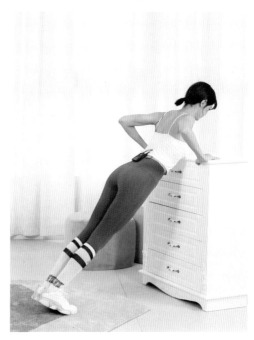

→ 双手打开的距离略宽于肩宽，双手手指张开，完全撑住。

→ 挺胸收腹、沉肩，双腿及双脚并拢，身体倾斜成一条直线。

→ 吸气，屈肘，身体向下，将胸部轻碰到桌边。

→ 注意：手掌放于胸部两侧，在身体向下的时候要保证肘关节低于肩关节，这才是胸部发力的正
确俯卧撑姿势。

→ 胸部轻轻碰到桌子边之后，再将身体推起至原先的起始位置，在推起的过程中，吐气。

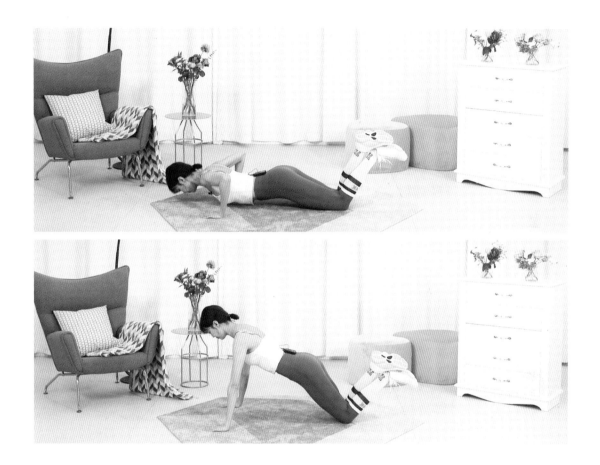

→ 趴在垫子上，膝盖跪于地面，两个小腿交叉，两手扶在垫子上，两手距离略微大于肩宽，目光朝斜前
  方 45°的方向，身体从肩膀到膝盖要呈一条直线。

→ 腹部、臀部、腰部要收紧，不要塌腰或者撅屁股。

→ 这时吐气向下，弯曲手臂，上臂和身体呈 45°的夹角，缓缓地向下，在向下的过程中，不要耸肩。

→ 当躯干贴到地面之后，吐气向上，推起身体，直至手臂伸直。

→ 注意全程手臂的夹角，也就是上臂跟躯干的夹角是 45°，身体始终保持一条直线，不要出现撅屁股、
  塌腰、含胸驼背、耸肩等情况，要尽量使身体保持中立位。

## 仰卧哑铃推举

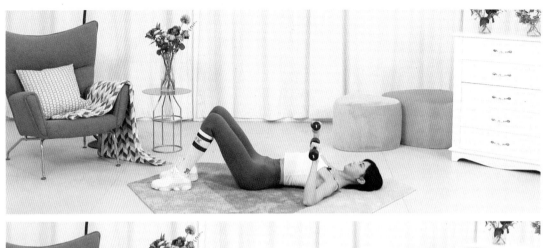

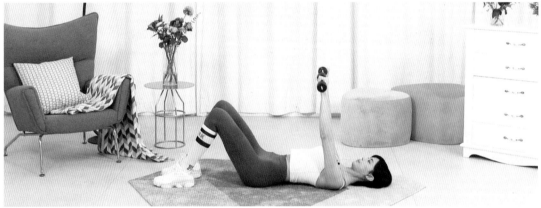

→ 仰卧于垫子上，双手持哑铃，上臂与身体的夹角为 45°。

→ 前臂与地面垂直，与上臂夹角呈 90°，吐气，向上推起，注意保持均匀的节奏，直至手臂伸直。

→ 两个哑铃在手臂伸直后触碰，吸气，慢慢落下，直至上臂置于地面上，动作结束。

→ 整个过程注意胸部发力。

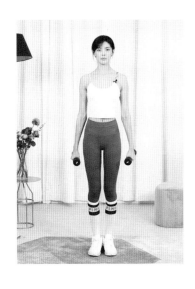

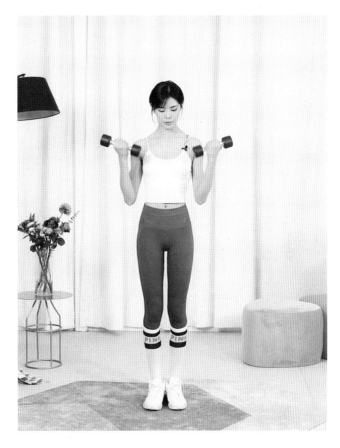

→ 直立，手持哑铃，目视前方，吐气。

→ 弯曲手臂，整个过程中注意上臂应时刻与地面垂直，并夹紧身体，直至弯曲到尽头。

→ 吸气，哑铃向下，直至整条手臂与地面垂直。

→ 全程应注意收紧腹部、腰部、臀部等部位的肌肉。

# 俯身三头臂屈伸

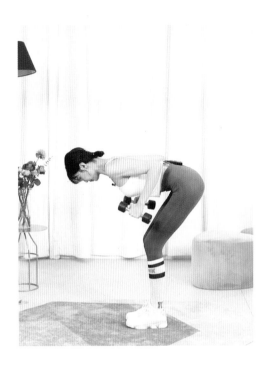 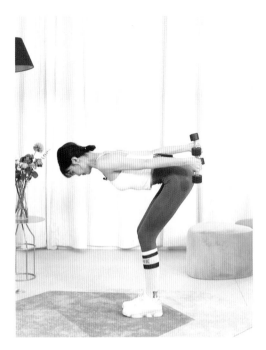

→ 直立于地面，双手持哑铃，俯身至躯干与地面几近平行。

→ 膝盖微屈，目视斜下方，躯干保持中立位，这时上臂保持与躯干平行，与前臂呈 90°。

→ 持哑铃的双手向后伸直，直至整个手臂平行于地面，吸气，弯曲手臂，持哑铃的前臂与地面垂直即结束动作。

→ 注意全过程肱三头肌发力，并且全过程中上臂始终贴近身体，并与地面、躯干平行。

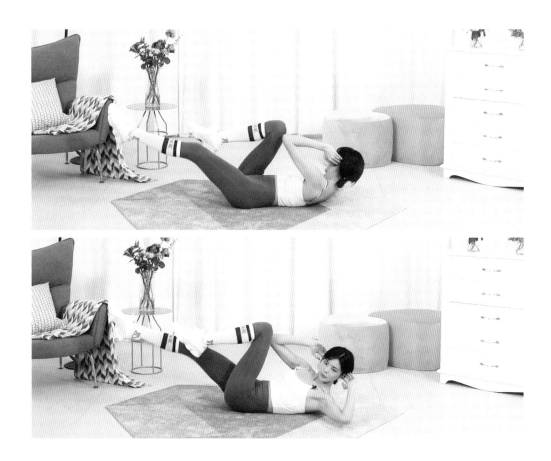

→ 仰卧于垫子上，两手交叉于脑后，两个膝盖抬起，并弯曲成 90°，这时单侧膝盖与对侧的手肘相碰，另外一侧的膝盖伸直。

→ 之后交替动作，伸直腿，屈膝，身体扭转，对侧的手肘与膝盖相触碰。

→ 依次交替，每次膝盖和手肘相碰的时候，吐气，所以整个的呼吸过程应该短而急促。注意全过程腰部和臀部，也就是髋关节都与垫子有触碰。

→ 脚在全过程中都不可以与垫子触碰，始终处于悬空的状态。

# 7/7 侧卧挺髋

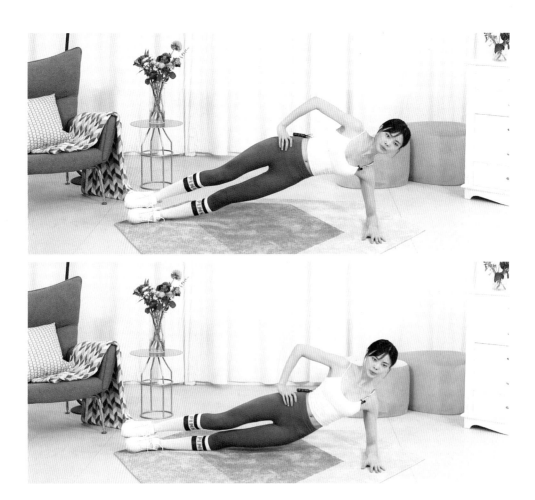

→ 侧卧于垫子上，手肘和前臂支撑地面，两腿伸直，靠下侧的脚支撑地面。

→ 向上抬起髋部，直至尽头，向上抬的时候吐气，到尽头之后吸气向下，直至下侧的腿几乎接触垫子。

→ 注意，全过程身体从顶部观察，应该是一条直线，不要撅屁股，腹部和臀部始终保持收紧。

组间歇时长：**45s**

再重复一组

　　　　　国际超模的极简瘦身课

# Part 3
## 小结及预告

今天的训练就到这里了，有没有很解压，很畅快的感觉呀？如果你完整坚持下来了，可以奖励自己吃一根香蕉；如果没坚持下来也别灰心，毕竟减肥成功不是一蹴而就的事情，但你只要动起来，你的脂肪就一定在燃烧，也会有减脂效果的。

所以一定要坚持住，下节课继续跟着我燃烧你的臀腿和腰腹脂肪，一起拥有一双大长腿！

我是你的超模私教暴风雪，我们下节课见。

# Part 4
## 课后彩蛋

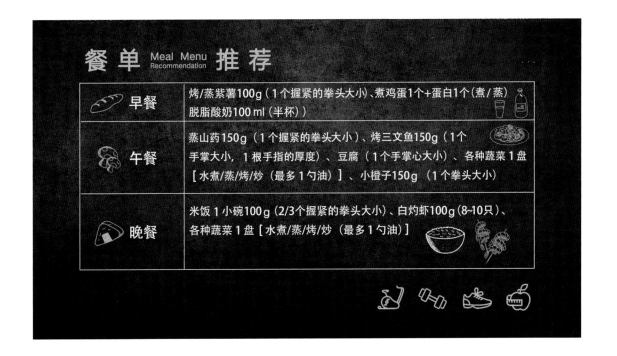

餐单 Meal Menu 推荐
Recommendation

| | | |
|---|---|---|
| 早餐 | 烤/蒸紫薯100g（1个握紧的拳头大小）、煮鸡蛋1个+蛋白1个（煮/蒸）脱脂酸奶100 ml（半杯）） | |
| 午餐 | 蒸山药150g（1个握紧的拳头大小）、烤三文鱼150g（1个手掌大小，1根手指的厚度）、豆腐（1个手掌心大小）、各种蔬菜1盘[水煮/蒸/烤/炒（最多1勺油）]、小橙子150g（1个拳头大小） | |
| 晚餐 | 米饭1小碗100g（2/3个握紧的拳头大小）、白灼虾100g（8~10只）、各种蔬菜1盘[水煮/蒸/烤/炒（最多1勺油）] | |

# 臀腿、腰腹初燃脂

**·本周训练计划**

· 训练阶段：P2 松动期

· 训练次数：一周 3 次，一次 1 节，休息日自行安排

· 训练内容：肩背、腰腹初燃脂 | 胸、手臂、腰腹初燃脂 | 臀腿、腰腹初燃脂（本课内容）

# Part 1
# 训　练　意　义

今天我们将进行 P2 全身燃脂的最后一次训练，着重的部位是臀腿和腰腹。

**毋庸置疑，拥有翘臀美腿的女生就像自带了"内增高"，臀线提高后，就算不穿高跟鞋，看起来也是百分百的长腿美女。**

那么除了好看，你知道练习臀腿还有哪些好处吗？其实还有非常多，我说两个最典型的。

**第一，能够缓解腰背疼痛。**我们知道在生活中，很多动作都是要用腰力完成的，如抬重物、穿高跟鞋等。臀练好了，腰的压力自然就能减轻。

**第二，能够促进下半身的血液循环。**练臀可以提高骨盆的稳定性，骨盆稳定后，周边的循环系统就会逐渐得到改善，从而能缓解很多女生容易手脚冰凉的问题，还可以预防一些妇科病。

另外，血液循环系统对我们的减肥瘦身更是起着非常重要的作用，由于长期久坐、缺乏运动，下肢的血液循环不够流畅，就很容易堆积脂肪，所以很多上班族的臀腿部就会比较胖。

我们通过力量训练，可以让血液更多地流向臀腿部，从而减少脂肪的堆积。

说了这么多，就是想告诉你，训练臀腿对于内在和外在都非常重要，所以今天的训练你一定要完整坚持下来哦。准备好了吗？一起朝着翘臀美腿发力吧！

# Part 2
# 训 练 任 务

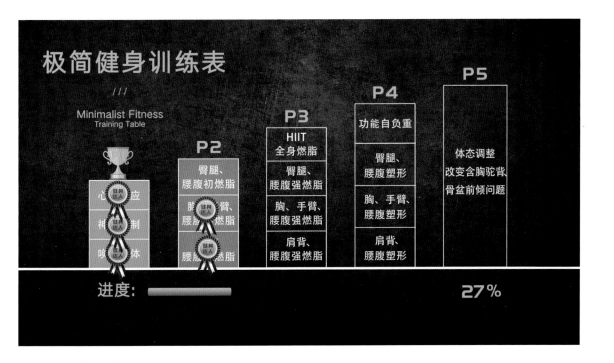

禁忌人群

老年人（年龄大于65岁）、孕妇、残疾人
患有糖尿病、心脑血管疾病、肺部疾病以及其他新陈代谢疾病的人群
患有骨科伤病且尚未痊愈的人群
其他医嘱建议不适合运动的人群

# Motor Training
## 动 作 训 练    ① ② ③ ④ ⑤ ⑥

每个动作重复 15 次，共做 3 组，组间歇 45 秒

### ①/₆   徒手深蹲

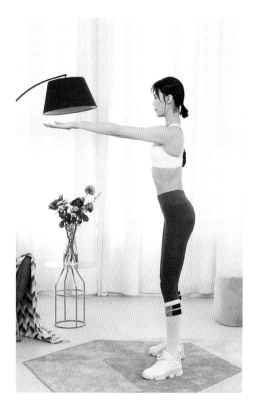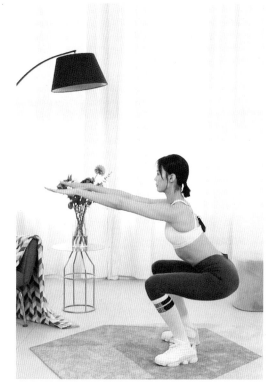

→ 身体保持收腹挺胸的站立姿态，两脚后跟距离与肩同宽，两脚尖打开呈 45°，双手上抬至前平举，
手背朝上。

→ 先吸气，屈髋，身体向下的同时，屈膝，膝关节朝两个脚尖的方向打开，在向下蹲的过程中，
腰背挺直，将臀部蹲至与膝关节同一水平线即可。

→ 吐气起身，按照下蹲原轨迹进行，站直后，将臀部与腹部同时收紧。

→ 整个过程中注意双眼直视前方，腰部要挺直，不要出现弓背或塌腰的情况。

**哑铃负重臀桥**

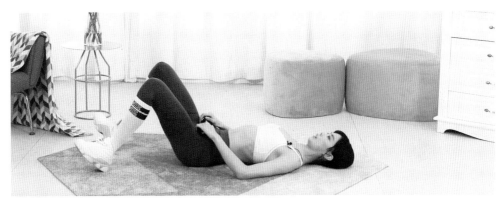

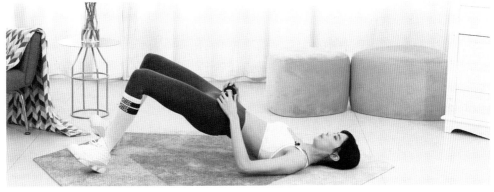

→ 仰卧在垫子上，双腿屈膝，将两脚的脚尖抬起，脚后跟蹬地，两脚尖向外打开呈 45°。

→ 两膝盖分别朝两脚尖的方向打开，双手持哑铃放在骨盆上方的位置。

→ 吐气，将臀部向上方顶起至与身体成一条直线，并收紧臀。

→ 在这个过程中，吐长气，收紧腹部，感觉可以把腹腔里的气都吐出来，再慢慢将臀部下降
回垫子上的起始位置。

**箭步蹲**

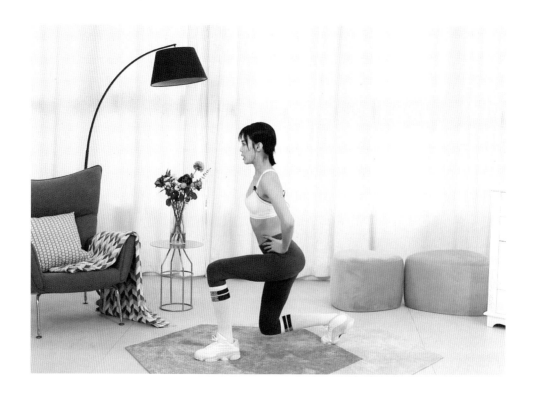

→  两脚后跟距离与肩同宽，两脚尖朝向正前方，身体保持收腹挺胸的站立姿态。

→  双手叉腰，将一只脚向前迈一步的同时，吸气，双腿屈膝至 90°。

→  前侧的小腿与地面垂直，膝关节不能超过脚尖，注意上半身要保持身体直立。

→  起身收腿后，吐气，并换另一条腿交替进行同样的动作。

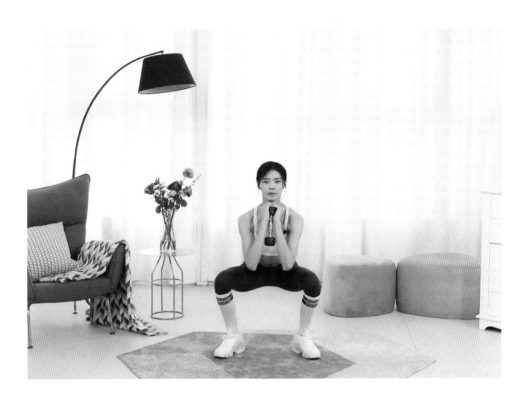

→ 身体保持收腹挺胸的站立姿态，两脚后跟距离与肩同宽，两脚尖打开呈 45°，哑铃竖向，用双手托住哑铃的一边放在胸口的位置。

→ 先吸气，屈髋，身体向下的同时，屈膝，两膝关节分别朝两个脚尖的方向打开，在向下蹲的过程中，腰背挺直，心里默念 1、2、3、4，将臀部蹲至略低于膝盖的位置即可。

→ 吐气起身，按照下蹲原轨迹进行即可。

→ 站直后，将臀部与腹部同时收紧。

→ 整个过程中注意双眼直视前方，腰部要挺直，不要出现弓背或塌腰的情况，在做托哑铃深蹲的时候，哑铃托在胸口的位置保持不动。

# 仰卧交替抬腿

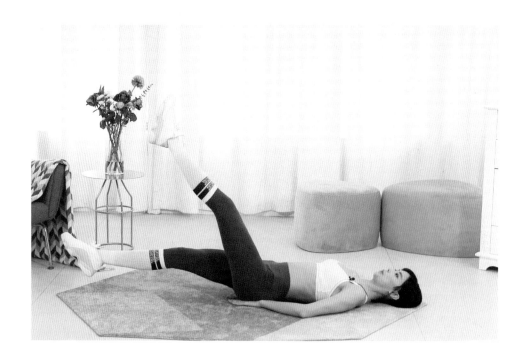

→ 仰卧在垫子上，双手垫在臀部下面，抬腿的时候减少腰部发力。

→ 双腿伸直，上抬至 45°，注意上半身要贴住垫子。

→ 将抬起的双腿交替摆动，就像在泳池里双腿打水。

→ 注意在做交替抬腿的时候两膝盖要伸直，不能弯曲，左右交替算一次。

→ 在交替之间吐气，保持腹部收紧。

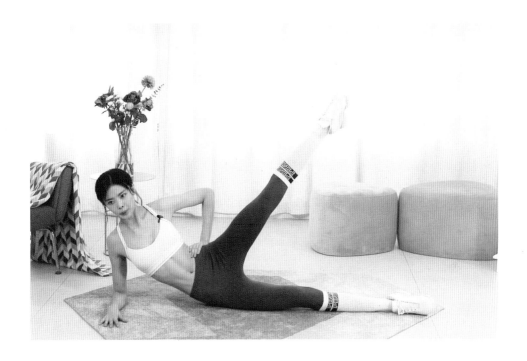

→　将身体向右，侧卧在垫子上，双腿伸直，右侧手臂屈肘并撑在地面上。

→　注意上半身不能塌腰，依然要保持挺胸收腹的姿势。

→　将左侧腿上抬至 45°，再缓慢放下，注意力都放在侧腹，在侧抬腿的过程中感受侧腹的
　　收缩。

→　完成全部次数之后，换另一侧进行相同步骤的动作训练。

组间歇时长：**45s**

再重复一组

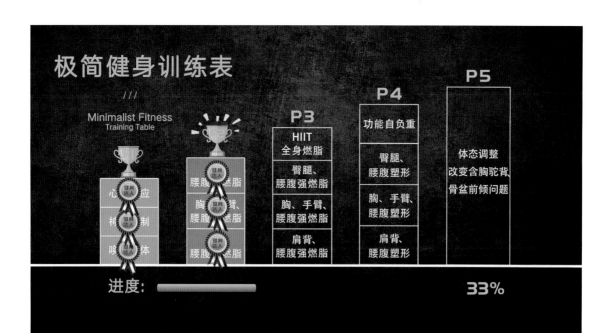

# 极简健身训练表

Minimalist Fitness
Training Table

**P3**
| HIIT全身燃脂 |
| 臀腿、腰腹强燃脂 |
| 胸、手臂、腰腹强燃脂 |
| 肩背、腰腹强燃脂 |

**P4**
功能自负重
| 臀腿、腰腹塑形 |
| 胸、手臂、腰腹塑形 |
| 肩背、腰腹塑形 |

**P5**
体态调整
改变含胸驼背、骨盆前倾问题

腰腹燃脂
胸、臀、腰腹燃脂
腰腹燃脂

心肺适应
视觉控制
唤醒身体

进度: **33%**

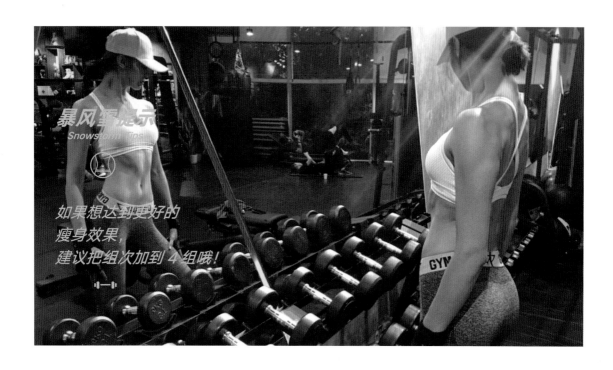

暴风雪提示
Snowstorm Tips

如果想达到更好的
瘦身效果，
建议把组次加到 4 组哦！

# Part 3
## 小结及预告

好了，今天的训练结束了，感觉怎么样？是不是累得直接趴下了？臀腿和腰腹训练力度确实比较大，你感到腿酸、浑身发热是很正常的，说明你身上的脂肪在疯狂地燃烧。

现在我们已经做完了第一轮的全身减脂塑形训练，如果你坚持下来了，那么你可以观察一下你的身材是不是已经有了一点变化？

从下节课开始，我们将进入 P3 重建期的训练，顾名思义，我会带你把身材的线条感练习得更加明显哦。但你知道的，美丽都是要靠努力打造的，所以我们之后的训练力度会有所提高，要做好准备哦!

我是你的超模私教暴风雪，我们下节课见。

# Part 4
## 课后彩蛋

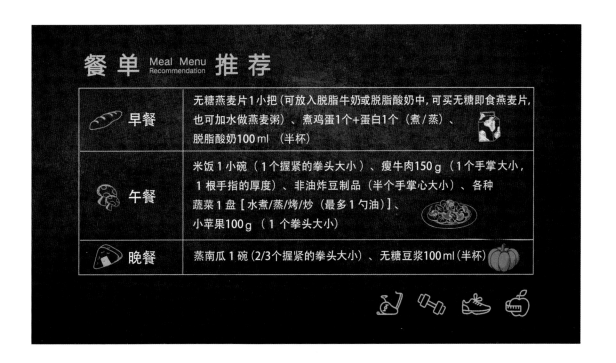

餐单 Meal Menu Recommendation 推荐

| | | |
|---|---|---|
| 早餐 | 无糖燕麦片1小把（可放入脱脂牛奶或脱脂酸奶中，可买无糖即食燕麦片，也可加水做燕麦粥）、煮鸡蛋1个+蛋白1个（煮/蒸）、脱脂酸奶100ml（半杯） | |
| 午餐 | 米饭1小碗（1个握紧的拳头大小）、瘦牛肉150g（1个手掌大小，1根手指的厚度）、非油炸豆制品（半个手掌心大小）、各种蔬菜1盘[水煮/蒸/烤/炒（最多1勺油）]、小苹果100g（1个拳头大小） | |
| 晚餐 | 蒸南瓜1碗(2/3个握紧的拳头大小)、无糖豆浆100ml(半杯) | |

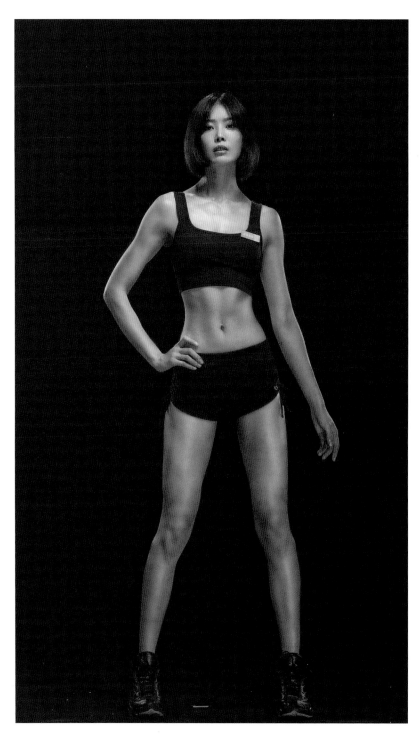

# NSTRUCTION
# PERIOD

P3

1245

重 建 期

肩 背 、 腰 腹 强 燃 脂

胸 、 手 臂 、 腰 腹 强 燃 脂

臀 腿 、 腰 腹 强 燃 脂

H I I T 全 身 燃 脂

# 肩背、腰腹强燃脂

**· 本周训练计划**

· 训练阶段：P3 重建期

· 训练次数：一周 4 次，一次 1 节，休息日自行安排

· 训练内容：肩背、腰腹强燃脂（本课内容）| 胸、手臂、腰腹强燃脂 | 臀腿、腰腹强燃脂 | HIIT 全身燃脂

# Part 1
# 训 练 意 义

P1 的训练帮你调动了核心肌肉群，唤醒了身体；在 P2 的训练中，你的肩背、腰腹、胸、手臂、臀腿都已进入减脂塑形的状态。经过这两周的训练和健康饮食，你有没有感觉自己的身体素质越来越好，每天的精气神儿都特别好？我更关心的是，是不是已经有人可以穿下小一号的衣服啦？

不管怎么样，都要恭喜你，健康的健身习惯和科学的饮食习惯正在养成。接下来，我们将进入 P3 重建期的训练，P3 阶段是在 P2 基础塑形的训练计划上，增加了复合型动作。

我们知道，在锻炼中每个动作都有相应的刺激点，

如果我们总是用相同的强度反复刺激那个点，久而久之就会产生训练适应，让我们的训练进入瓶颈期。

所以，我们需要改变刺激点和肌肉用力的方式来调动更多的肌纤维参与活动，以达到有效塑形的目的。

**复合型动作就能达到这样的目的，消除圆肩驼背、重塑小蛮腰就是指日可待的事情啦！**

准备好了吗？快来跟我进行 6 组极简动作，朝女神气质进阶吧！

# Part 2
# 训练任务

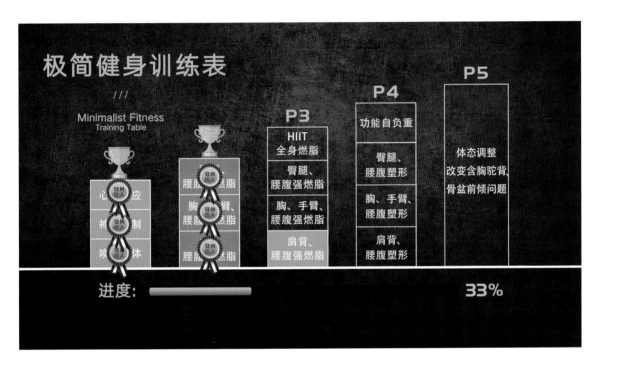

老年人（年龄大于65岁）、孕妇、残疾人

患有糖尿病、心脑血管疾病、肺部疾病以及其他新陈代谢疾病的人群

患有骨科伤病且尚未痊愈的人群

其他医嘱建议不适合运动的人群

每个动作重复 15 次，共做 3 组，组间歇 45 秒

## 1/6 哑铃提拉

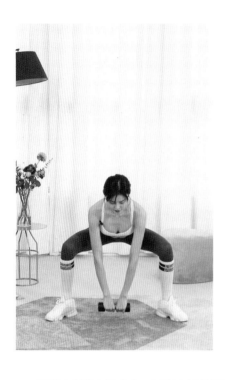
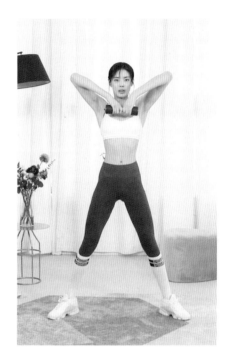

→ 两脚尖距离大于肩宽，两脚尖朝外打开呈 45°，身体保持挺胸收腹的站立姿态。

→ 双手持一个哑铃中间的部位，并横向放在身体前侧。

→ 屈髋，将上半身向前倾，上半身保持挺胸、腰背挺直，屈髋后被动屈膝，两膝盖分别朝两脚尖的方向打开。

→ 将髋关节蹲至与膝关节相同的水平面即可，此时应该感觉到臀部及大腿后侧有拉伸感。

→ 身体在下蹲时保持手臂伸直，手持哑铃的双手垂直向下，直到哑铃碰地为止。

→ 再起身，直至身体站直，膝盖伸直，臀部和腹部收紧，此时再将哑铃提拉。

→ 注意在提拉的过程中，肘关节要带着往上拉，整个手臂呈 V 字型，并将哑铃拉至胸口的位置即可。

## 2/6 俯身哑铃划船

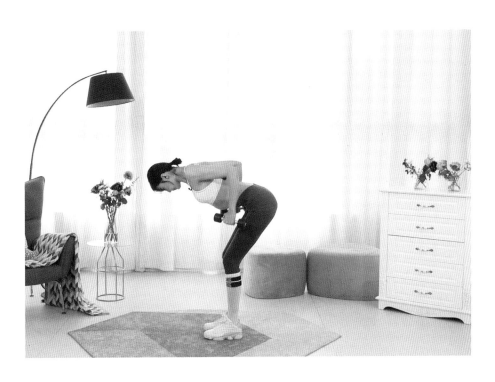

→ 站立于地面，双手持哑铃，俯身向下，膝盖微屈，腰背尽量挺直，俯身至躯干与地面平行的位置。

→ 这时两手臂的位置应该是与地面垂直，吐气，拉起哑铃，注意手肘也就是肘关节要尽量贴近自己的躯干，上拉至无法继续的位置，这时缓慢向下放低哑铃，直至手臂再次与地面垂直。

→ 全过程中要注意发力的时候吐气，向下放的时候要吸气，整个躯干要保持一个中立的位置。

→ 全程一定要保持核心收紧。

## ③⁄₆ 哑铃侧平举

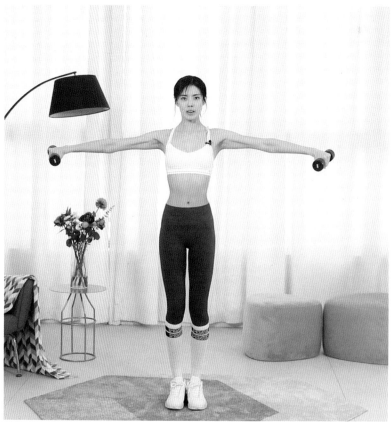
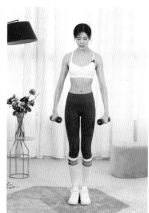

→ 两脚并拢，身体保持收腹挺胸的站立姿态，双手持哑铃于身体两侧，此时双臂开始进行侧平举。

→ 注意做侧平举的时候，手肘要尽量打开，但不要把肘关节超伸锁死。

→ 腕关节要低于肘关节，肘关节要低于肩关节，想象手中的哑铃是两个水瓶子，感觉像倒水一样，大拇指朝下，小拇指朝上，向上做侧平举。

→ 将两个手臂抬到约 180°的水平面时，再缓慢放下，注意放下的时候不要完全贴着身体两侧，那样会让你的肌肉泄力，放到手臂离身体 2~3 个拳头的距离，将手臂再次进行侧平举，保持肌肉持续发力。

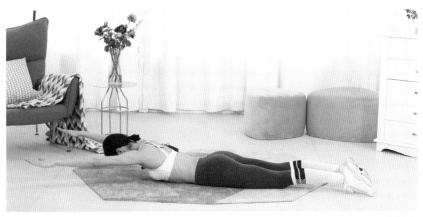

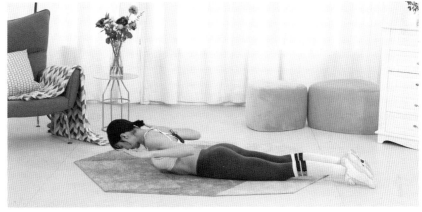

→ 将身体俯卧在垫子上，双手上举过头顶，手背朝上，手臂与身体保持在同一条直线。

→ 上半身微微离开地面，吐气，双肘弯曲时向下滑，注意要沉肩，将两侧肩胛骨向中间收紧，在手臂下滑的过程中，两个手掌始终向前。

→ 肩胛骨收紧后，再将两手臂缓慢地按照原来的下滑轨迹向上伸直。

→ 全程保持一定的节奏，不要太快，注意动作一定要做完整，手臂一定要下沉到肩胛骨完全收紧的位置才算完成一次。

# 仰卧起坐

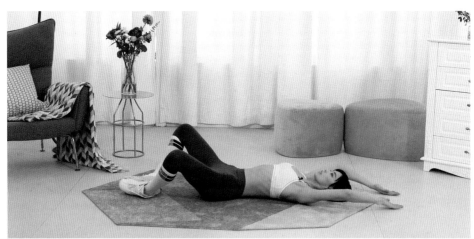

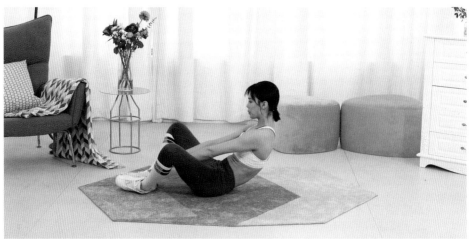

→　将身体仰卧在垫子上，双脚脚底相对靠紧，脚尖朝前，双腿屈膝，注意两个膝盖打开，
　　不要碰在一起。

→　吐气并蜷缩腹部，注意上半身起身的高度是肩胛骨离开地面的高度，吐气的时候要吐
　　长气，感觉可以把腹腔里的气都吐出来，在吐气的过程中，把腹部使劲往里贴，然后
　　慢慢将身体还原至垫上。

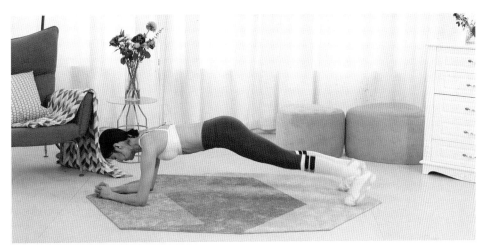

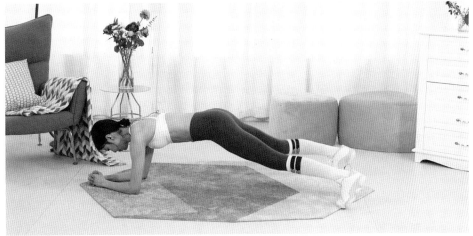

→ 首先前臂和两脚的前脚掌撑地，把身体撑起来。

→ 身体撑起来的位置应与地面平行，注意在做平板支撑的时候，不可以塌腰。因为塌腰收
　　紧的是腰部，腹部并没有收紧，应将腹部和臀部收紧。

→ 平板支撑做好后，我们开始进行动态开合腿的训练，先将左脚向左迈一步，再将右脚向
　　右迈一步，两脚打开的距离与肩同宽，打开后再将左腿放回至起始位置，之后右脚向左
　　脚并拢。

→ 这样一次动态平板支撑完成。

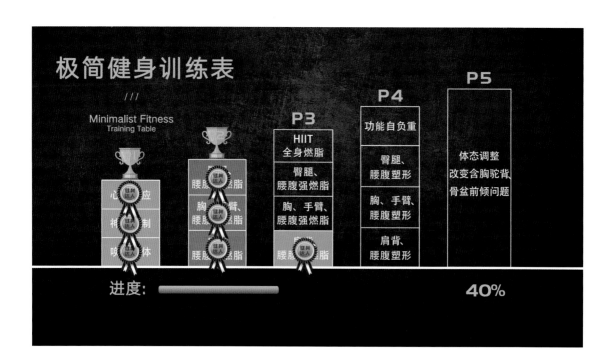

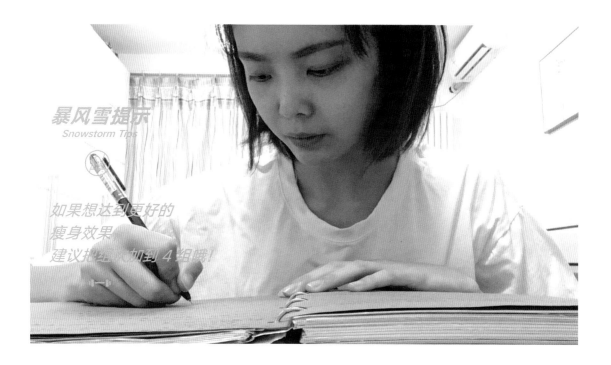

# Part 3

## 小结及预告

好了，我们今天的训练到此结束啦，恭喜你，完成了肩背、腰腹的练习。

是不是感觉相对 P2 训练强度大了些？这说明你的脂肪在更加疯狂地燃烧。

饮食上，我建议你晚上不要再吃主食了。另外在作息上，要注意规律休息，不仅是睡 7~8 小时，更要早睡早起呦。

慢慢你会发现自己不但身形越来越美了，整个人的身心状态都会调整得特别好，给人氧气少女的感觉。

那么下节课呢，我将着重帮助你燃烧你的胸、手臂和腰腹的脂肪，一定要坚持哦。

我是你的超模私教暴风雪，下节课见啦!

# Part 4

## 课后彩蛋

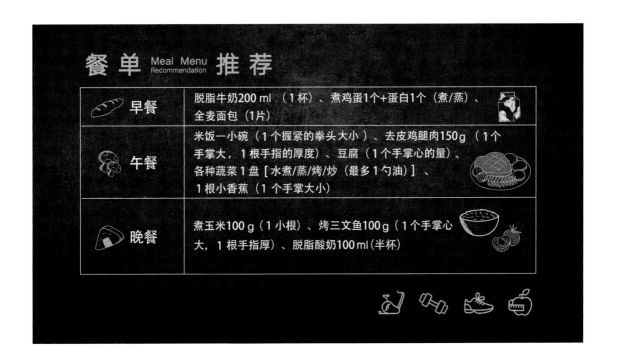

餐单 Meal Menu Recommendation 推荐

| | | |
|---|---|---|
| 早餐 | 脱脂牛奶200 ml （1 杯）、煮鸡蛋1个+蛋白1个（煮/蒸）、全麦面包（1片） | |
| 午餐 | 米饭一小碗（1 个握紧的拳头大小）、去皮鸡腿肉150g（1个手掌大，1 根手指的厚度）、豆腐（1 个手掌心的量）、各种蔬菜 1 盘 [水煮/蒸/烤/炒（最多 1 勺油）]、1 根小香蕉（1 个手掌大小） | |
| 晚餐 | 煮玉米100 g（1 小根）、烤三文鱼100g（1 个手掌心大，1 根手指厚）、脱脂酸奶100 ml(半杯) | |

# 胸、手臂、腰腹强燃脂

**· 本周训练计划**

· 训练阶段：P3 重建期

· 训练次数：一周 4 次，一次 1 节，休息日自行安排

· 训练内容：肩背、腰腹强燃脂 | 胸、手臂、腰腹强燃脂〔本课内容〕| 臀腿、腰腹强燃脂 | HIIT 全身燃脂

# Part 1
# 训 练 意 义

今天我们又要为精致的上半身努力啦!

相对于 P2 的胸、手臂、腰腹训练，我们今天的训练增加了强度，当然脂肪的消耗速度也在加快。

这样的力量练习除了能快速减脂、完善我们的身体线条外，对我们身体也有很多好处，如增加骨密度、预防骨质疏松、增强身体的稳定性、手脚更加协调等。

所以，我真的特别希望通过短暂的训练，能帮你养成健身的好习惯，因为健身最能彰显女性魅力了!

今天我们要突击训练的部位是胸、手臂和腰腹，继续帮你瘦手臂、减小副乳、强化腰腹的线条，准备好了吗? 我们开始吧!

# Part 2
## 训 练 任 务

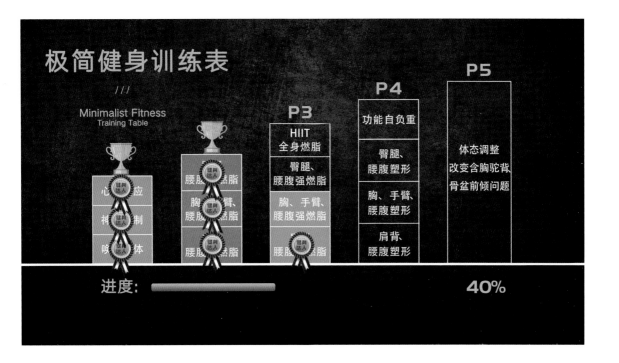

禁忌人群

老年人（年龄大于 65 岁）、孕妇、残疾人
患有糖尿病、心脑血管疾病、肺部疾病以及其他新陈代谢疾病的人群
患有骨科伤病且尚未痊愈的人群
其他医嘱建议不适合运动的人群

# Motor Training
# 动 作 训 练   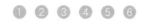

每个动作重复 15 次，共做 3 组，组间歇 45 秒

##  移动跪姿俯卧撑

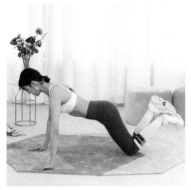

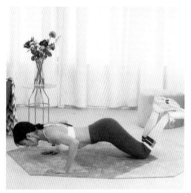

→ 首先我们进行向左移动的跪姿俯卧撑。

→ 先屈膝，将身体跪在垫子上，双手支撑地面，手指张开，然后将支撑的双手放在一起。两只手的手指要完全张开，让全手掌完全撑住地面，然后左手向左移一个肩宽的位置，右手不动，两手的距离保持与肩同宽，手指依旧保持张开的状态。在做跪姿俯卧撑的时候，双手放在胸两侧的位置，这样才能保证两个肘关节是低于肩关节的，这个位置是胸部发力最好的位置，也是肩关节正常运作的轨迹，不会对我们的肩关节造成损伤。但是如果你一开始不知道手放的位置是否是正确的，建议先把身体贴在垫子上，然后再将双手撑在胸两侧的位置，并将手指张开，这个时候把身体重新撑起来，把腹部和臀部收紧，挺胸沉肩。

→ 双肘弯曲，上半身向地面贴近，开始做跪姿俯卧撑，注意做的时候要保持挺胸收腹、沉肩的状态，用胸部去找地面，当胸部微微碰到地面后再慢慢撑起。注意将身体撑起之后，两个肘关节不要超伸锁死，这样对关节不好，一定要保持肘关节微微弯曲，保持肌肉张力。

→ 左侧跪姿俯卧撑完成之后，我们开始进行向右移动的跪姿俯卧撑，将左手回到原来的起始位置，然后将右手向右移动一个肩宽的位置，两手的距离依旧与肩同宽，手指张开，两手掌完全撑地，移动过程中注意腹部和臀部全程保持收紧状态，挺胸沉肩。双肘弯曲，上半身向地面贴近，开始做跪姿俯卧撑。

→ 这样一个完整的移动俯卧撑才算完成。

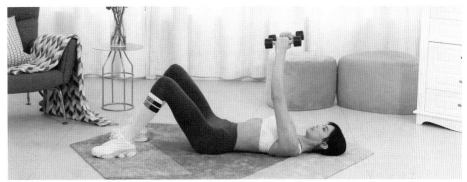

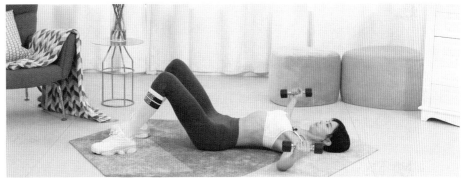

→ 将身体仰卧在垫子上，双腿屈膝，两脚掌踩地，两脚尖朝外，注意膝盖要打开，不要碰在一起。

→ 双手持哑铃放在胸部正中间的上方位置，手心相对，并将两个哑铃碰在一起，注意肘关节不要超伸，要微微弯曲，保持肌肉张力。

→ 持哑铃时注意两手腕不要折叠，保持直立。

→ 此时眼睛需盯着哑铃，同时要保持挺胸收腹沉肩的姿态，在做仰卧哑铃飞鸟的时候一定不能耸肩。

→ 现在将两个手臂向外水平打开，肩关节做水平外展的动作，注意在打开的过程中，两个手肘始终保持微微弯曲，不能超伸锁死，肘关节要始终低于肩关节。

→ 打开手持哑铃的双手，手心朝上，当两只上臂微微碰到地面，就可以慢慢收回，做肩关节水平内收的动作，直至哑铃再碰到一起。

→ 这样一次完整的仰卧哑铃飞鸟才算结束。

# 哑铃锤式弯举

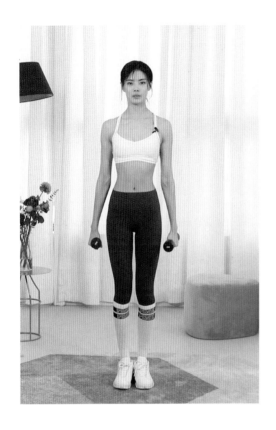 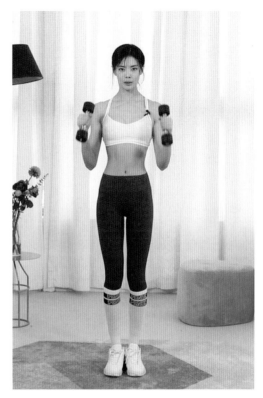

→ 站立收紧核心，躯干保持中立位。

→ 两手持哑铃，手心相对，做弯曲手肘的动作。

→ 动作过程中上臂贴近身体，并且垂直于地面，保持均匀的节奏，弯曲手臂至无法继续即可。

→ 向上弯曲时吐气，向下落下时吸气，两手同时进行。

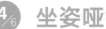
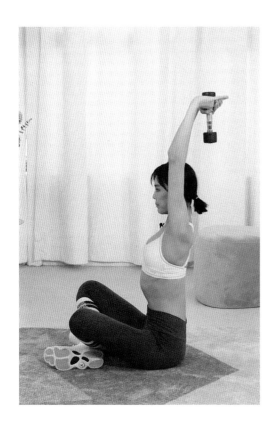
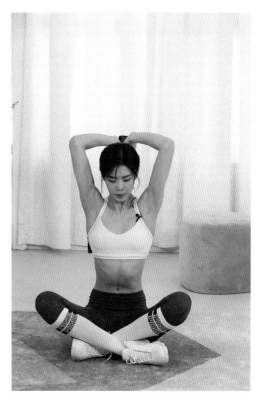

→ 首先，我们盘腿坐在垫子上，坐在垫子上之后，保持上半身躯干挺直、挺胸收腹、沉肩。

→ 双手交叉，托住哑铃并放在头顶，手臂伸直。

→ 将两个上臂夹紧，同时弯曲双肘，弯曲至自己的极限，再将哑铃向上托起至手臂伸直，注意伸直的手臂不可以超伸锁死，依旧要微微弯曲，保持肌肉张力。

**仰卧交替触够**

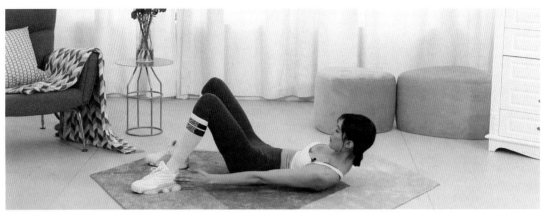

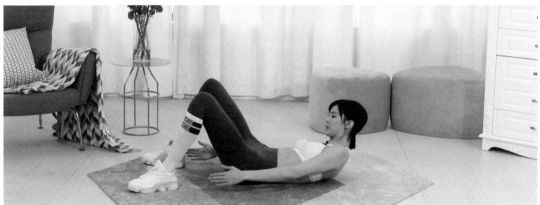

→ 仰卧于垫子上，两腿屈膝，两脚的距离是 20 cm 左右。

→ 这时双手平放于地面上，手心相对，抬起肩胛并收下颚，交替用左手和右手触碰同侧的脚后跟。

→ 每次触碰时吐气，注意节奏均匀。

→ 全程动作要注意收下颚，而且肩胛骨离开地面即可，不用起得太高。

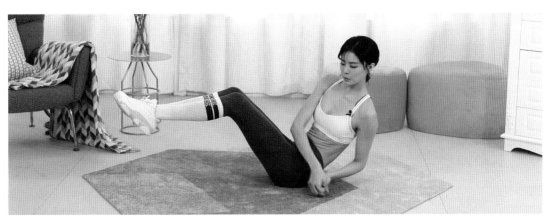

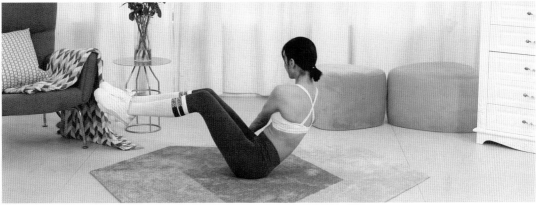

→　首先坐在垫子上，双腿和双脚离开地面，两个膝盖微微弯曲，将身体保持"V"字型的一个支撑状态。

→　两手指交叉放在胸前，此时开始向左扭转上半身，直至将交叉的双手碰地，再向右扭转碰地。

→　身体扭转得越多，腹部收缩的力就越大。

→　在扭转的过程中保持匀速地呼气、吸气。

→　注意做俄罗斯转体的时候不需要把腰背挺得过直，只需要把腰部微微拱起，将腹部收紧即可。

→　在做扭转的全过程中，两脚都要保持悬空，不能碰地。

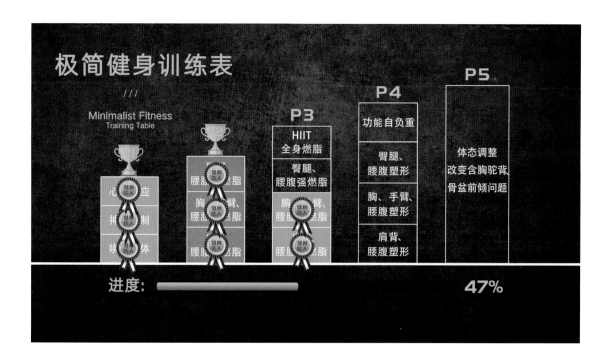

极简健身训练表

Minimalist Fitness
Training Table

**P3**

**P4**

**P5**

HIIT
全身燃脂

功能自负重

臀腿、
腰腹强燃脂

臀腿、
腰腹塑形

体态调整
改变含胸驼背、
骨盆前倾问题

胸、手臂、
腰腹塑形

肩背、
腰腹塑形

进度: ████████████████ 47%

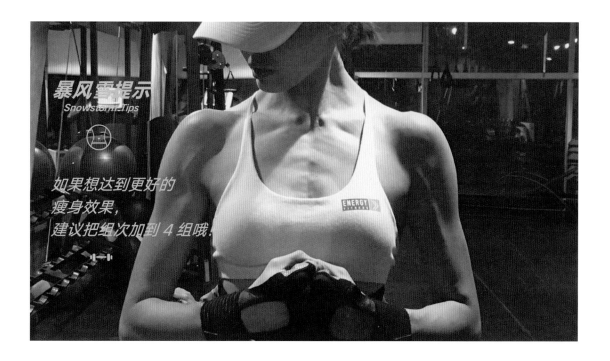

暴风雪提示
Snowstorm Tips

如果想达到更好的
瘦身效果，
建议把组次加到 4 组哦！

# Part 3

# 小结及预告

今天的训练就到这里啦，恭喜你，完成了全身燃脂中胸、手臂和腰腹的运动。

感觉怎么样？是不是上身特别酸痛，甚至胳膊都抬不起来啦？没关系，这说明今天的运动做到位了。现在你可以按摩，或是轻轻捶打手臂和肩背，像伸懒腰一样向上拉伸整个身体，缓解一下身体的酸痛感。

下节课，我会继续帮你塑形臀腿和腰腹，进一步养成你的蜜桃臀和小蛮腰，一定要坚持哦!

健身是一个循序渐进的过程，做好当下，静待美好发生吧!

我是你的超模私教暴风雪，我们下节课见啦。

# Part 4

# 课后彩蛋

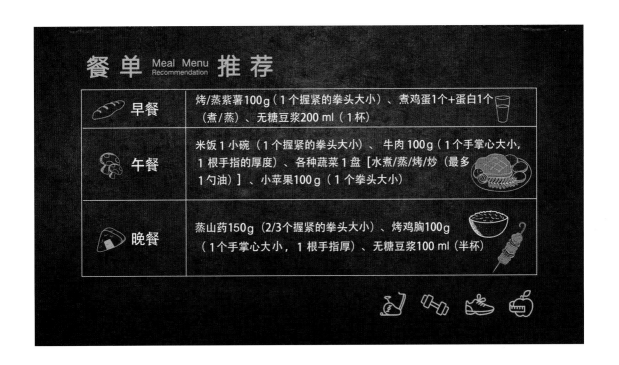

| | 餐单 Meal Menu Recommendation 推荐 | | |
| --- | --- | --- | --- |
| 早餐 | 烤/蒸紫薯100 g（1个握紧的拳头大小）、煮鸡蛋1个+蛋白1个（煮/蒸）、无糖豆浆200 ml（1杯） | | |
| 午餐 | 米饭1小碗（1个握紧的拳头大小）、牛肉100 g（1个手掌心大小，1根手指的厚度）、各种蔬菜1盘 [水煮/蒸/烤/炒（最多1勺油）]、小苹果100 g（1个拳头大小） | | |
| 晚餐 | 蒸山药150 g（2/3个握紧的拳头大小）、烤鸡胸100g（1个手掌心大小，1根手指厚）、无糖豆浆100 ml（半杯） | | |

# 臀腿、腰腹强燃脂

**· 本周训练计划**

· 训练阶段：P3 重建期

· 训练次数：一周 4 次，一次 1 节，休息日自行安排

· 训练内容：肩背、腰腹强燃脂 | 胸、手臂、腰腹强燃脂 | 臀腿、腰腹强燃脂（本课内容）| HIIT 全身燃脂

# Part 1
## 训 练 意 义

上节课咱们做了紧致上半身的训练，有没有感觉你的胸、手臂和腰腹比以前更紧致了呢？很好，相信我，你会越来越瘦的！

那么今天呢，我们将进入下半身的突击训练，继续疯狂消耗你的臀腿和腰腹脂肪。

相比于 P2，P3 更多的是在基础臀腿训练的底子上，增加复合型动作。什么是复合型动作呢？其实就是多关节动作，它的作用就是能够训练多块肌肉，对增肌很有效，所以非常有助于我们对目标肌肉的塑形。

就像建造一座房子一样，复合型训练就是地基，它能帮你建立坚实的健身基础。所以，咱们今天的训练，比单独让你死磕臀部、腿部的训练要有效得多，准备好了吗？一定要坚持下来哦，一起朝着翘臀努力吧！

# Part 2
# 训 练 任 务

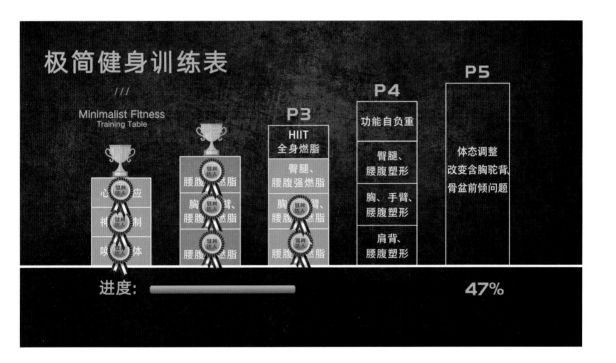

禁忌人群

老年人（年龄大于 65 岁）、孕妇、残疾人
患有糖尿病、心脑血管疾病、肺部疾病以及其他新陈代谢疾病的人群
患有骨科伤病且尚未痊愈的人群
其他医嘱建议不适合运动的人群

# 动 作 训 练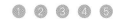

每个动作重复 15 次，共做 3 组，组间歇 45 秒

 **哑铃单腿触够**

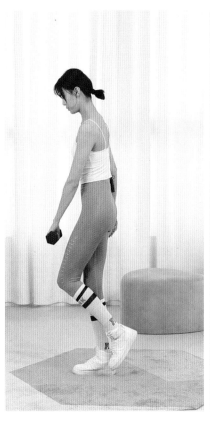 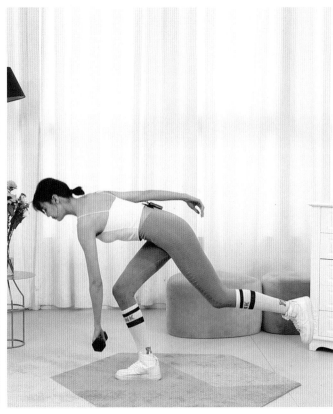

→ 左手持哑铃，身体保持挺胸收腹的站立姿态，此时左腿屈膝并悬空（如果你站不稳，实在控制不住自己的身体，可以扶着一个参照物）。

→ 屈髋，将上半身保持挺胸收腹、腰背挺直的状态，向下俯身，注意屈髋的时候臀部是向后走，而不是向下蹲。

→ 臀部向后走之后，臀部和大腿后侧应有拉伸感，与此同时，右腿的膝盖被动屈膝，并将左手的哑铃顺着右腿缓慢地向下滑，直至右脚的脚背之上即可。

→ 再按照原轨迹慢慢站直身体，站直后挺胸收腹，并将右侧的臀部有意识地收紧。

→ 右侧的训练次数都完成之后，换右手拿哑铃，同时左腿单腿直立，右腿屈膝悬空，进行相同的训练动作。

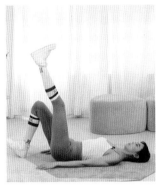

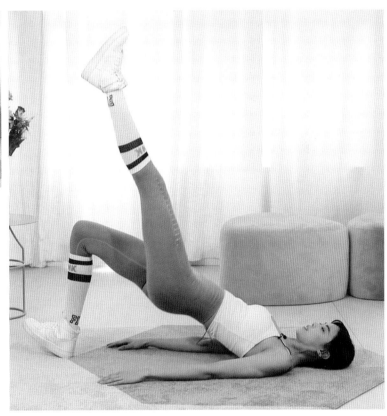

→ 首先仰卧在垫子上，双腿屈膝，全脚掌落地，两脚的距离与肩同宽，膝盖朝脚尖的方向打开，距离也是与肩同宽，此时两个前脚掌离开地面，脚后跟蹬地。

→ 将左腿向上抬起并伸直。

→ 在保持这个姿势不动的情况下，我们开始做单侧腿的臀桥，将髋关节向上顶起至身体成一条直线，此时右侧的臀部收紧，在挺髋的同时，除了臀部要收紧，腹部也要保持收紧的状态，挺髋的过程中要吐长气，感觉可以把腹腔里的气都吐出来，吐气的同时使劲将腹部往里贴。

→ 将髋部顶至与身体成一条直线之后，再缓慢地将臀部放回至垫上，回到起始位置。

→ 右侧的单腿臀桥次数都完成之后，将左腿放回至垫上，抬起右腿并伸直，开始进行左侧单腿臀桥。

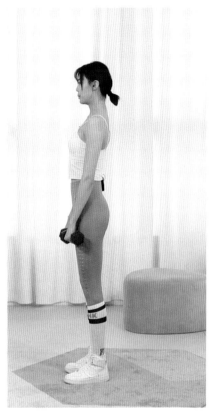 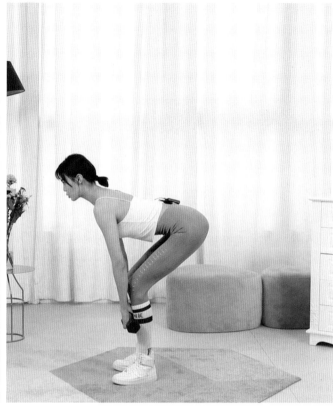

→ 双手持哑铃，身体保持收腹挺胸的站立姿态，两脚的距离为 20 cm 左右，并将两个脚尖向外打开呈 45°，将两个哑铃放于身体前侧。

→ 此时先屈髋，将臀部向后走，上半身保持挺胸、腰背挺直的状态，将上半身向下俯身，同时哑铃贴着大腿慢慢向下滑，在哑铃向下滑的过程中，臀部和大腿后侧应有强烈的拉伸感。

→ 此时两个膝盖被动屈膝，并将两个哑铃慢慢滑至小腿前侧的中间部位即可。要注意两膝关节保持正常打开的状态，不可以内扣碰在一起。

→ 哑铃滑至小腿前侧中间的部位之后，再慢慢站直身体，并始终保持挺胸收腹的站立姿态。

→ 身体站直后，要将臀部和腹部收紧。

→ 这样一次完整的哑铃硬拉才算完成。

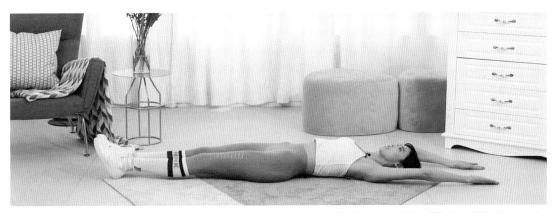

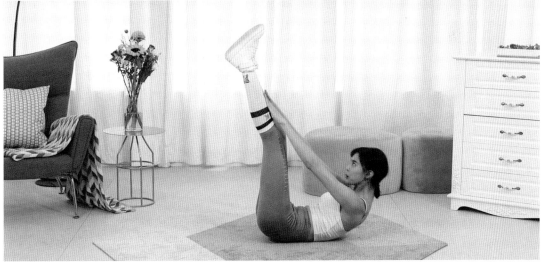

→ 首先仰卧在垫子上，双腿伸直，两脚并拢，两手向头顶的方向伸直，手掌朝上。

→ 吐气并蜷缩腹部，上半身与双腿同时离开地面。

→ 在蜷缩腹部的时候要吐长气，感觉可以把腹腔里的气都吐出来。

→ 在吐气的过程中，将双手与双腿尽量碰在一起，如果碰不到则做到自己的极限即可。

→ 在双手与双腿碰触之后，再慢慢返回垫子上。

# 哑铃交替侧屈

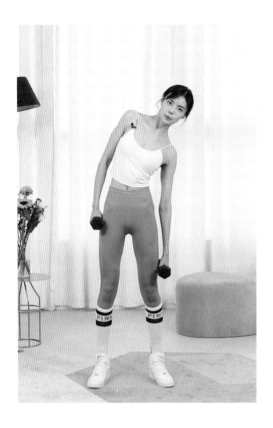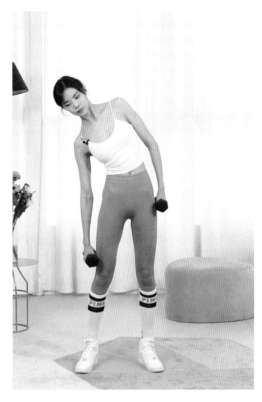

→ 首先双手持哑铃，身体保持挺胸收腹的站立姿态。

→ 两脚距离与肩同宽，两脚尖朝前，哑铃放在身体两侧。

→ 此时将身体向左侧屈，左手的哑铃顺着大腿的左侧慢慢向下滑，侧屈到自己的极限，再慢慢站直。

→ 然后身体开始向右侧屈，右侧的哑铃顺着大腿的右侧慢慢向下滑，向右侧屈到自己的极限之后再将身体站直即可。

→ 这样一次完整的哑铃交替侧屈就完成了。

组间歇时长：**45s**

进行第二次训练

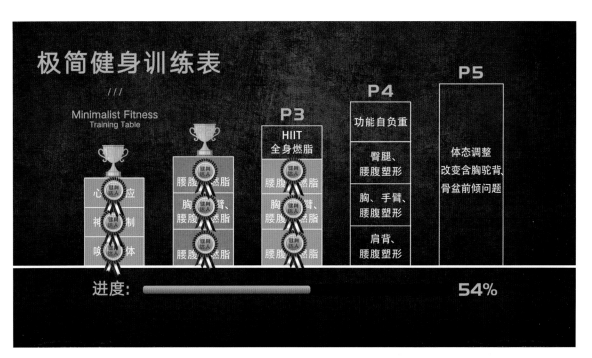

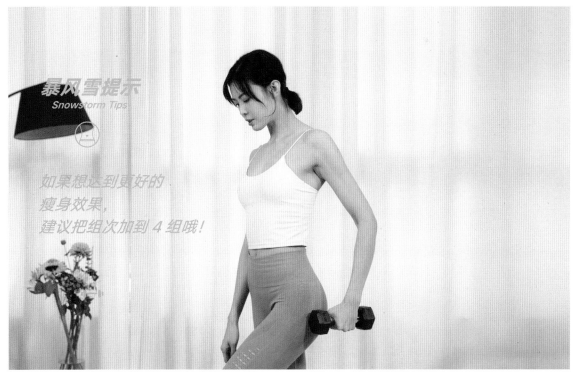

# Part 3
# 小结及预告

好了，今天的训练就到这里了，你完整地跟着我做下来了吗？

今天的训练力度有点大，我估计你已经下半身松软，直接累瘫了，对不对？

有这样的反应很好啊，说明咱们的训练见效了！你臀腿和腰腹的脂肪正在疯狂地燃烧，给自己点个赞吧！

那么到现在为止，我们已经完成了 P3 阶段的局部减脂塑形训练，下节课就是我们 P3 的最后一节课——HIIT（High-intensity Interval Training，即高强度间歇性训练）全身燃脂训练了！期待吗？

还是那句话，变美不是一蹴而就的事，脸蛋是天生的，但身材是可以重塑的！所以你一定要继续坚持哦！

# Part 4
# 课后彩蛋

我是你的超模私教暴风雪，我们下节课见啦。

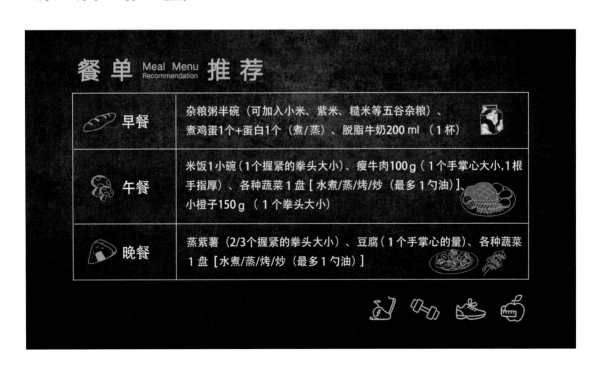

## 餐单 Meal Menu Recommendation 推荐

| | | |
|---|---|---|
| 🥖 早餐 | 杂粮粥半碗（可加入小米、紫米、糙米等五谷杂粮）、煮鸡蛋1个+蛋白1个（煮/蒸）、脱脂牛奶200 ml（1杯） | |
| 🍄 午餐 | 米饭1小碗（1个握紧的拳头大小）、瘦牛肉100 g（1个手掌心大小,1根手指厚）、各种蔬菜1盘 [水煮/蒸/烤/炒（最多1勺油）]、小橙子150 g（1个拳头大小） | |
| 🍙 晚餐 | 蒸紫薯（2/3个握紧的拳头大小）、豆腐（1个手掌心的量）、各种蔬菜1盘 [水煮/蒸/烤/炒（最多1勺油）] | |

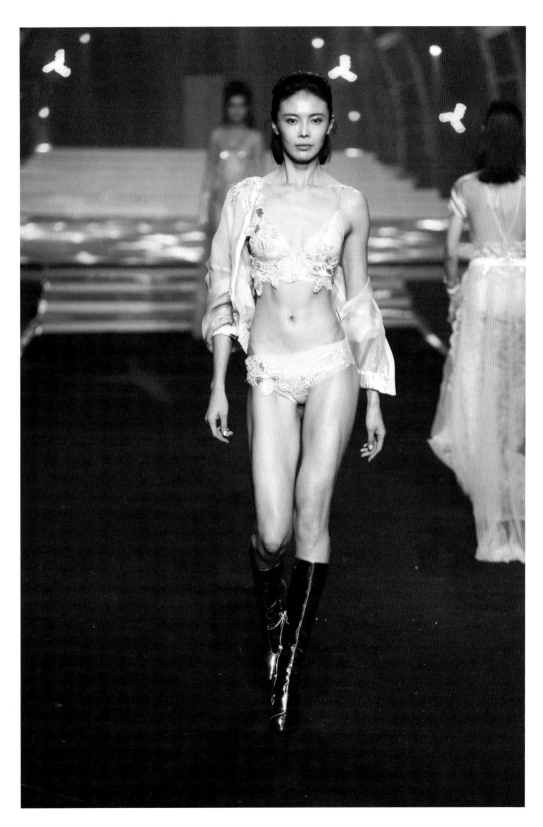

# HIIT 全身燃脂

**· 本周训练计划**

· 训练阶段：P3 重建期

· 训练次数：一周 4 次，一次 1 节，休息日自行安排

· 训练内容：肩背、腰腹强燃脂 | 胸、手臂、腰腹强燃脂 | 臀腿、腰腹强燃脂 | HIIT 全身燃脂（本课内容）

# Part  1
# 训 练 意 义

咱们 P3 的塑形训练就要结束了，今天我要带你做 HIIT 全身燃脂训练，它最大的好处就是具有超强的燃脂瘦身作用。

HIIT 是最有助于减脂瘦身的训练，比传统的有氧运动消耗的热量要多得多，效果有多夸张呢？你慢跑 1 小时消耗的热量，一般的 HIIT 训练只需要做 20 分钟就可以达到，并且训练过后，身体还会持续消耗一些热量，燃烧你的脂肪。是不是很棒？

但是效果好，就意味着强度大，所以我要给你提个醒哦，如果你是运动新手，并且没有学前面的就直接打开这堂课，那我建议你先从第一节课开始训练，避免你第二天身体过分酸痛。另外，今天的训练动作请你一定要看清楚正确姿势和关键细节再开始练习呦，防止受伤。

好啦，开启我们今天的 HIIT 燃脂之旅吧，准备好了吗？开练！

# Part 2
# 训练任务

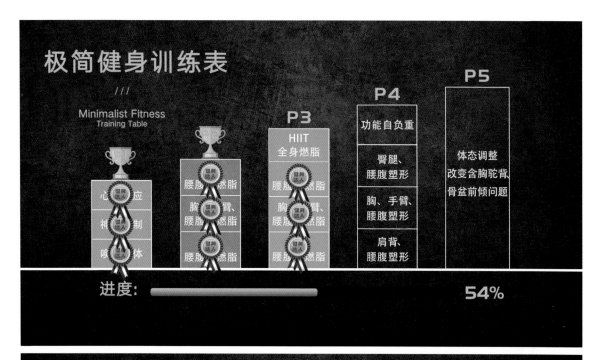

## 极简健身训练表

Minimalist Fitness
Training Table

**P3**
HIIT
全身燃脂

**P4**
功能自负重

臀腿、
腰腹塑形

胸、手臂、
腰腹塑形

肩背、
腰腹塑形

**P5**
体态调整
改变含胸驼背、
骨盆前倾问题

进度: ████████████████ **54%**

## /// HIIT 训练方法 ///

| 训练动作 | 训练次数 | 组间歇 | 突击训练 | 组间歇 | 突击训练 |
|---|---|---|---|---|---|
| 1.跪姿俯卧撑 | 训练动作完成10次 | 一大组完成之后间歇90秒 | 第二回合突击训练 | 一大组完成之后间歇90秒 | 第三回合突击训练 |
| 间歇30秒 | | | | | |
| 2.徒手深蹲 | 训练动作完成10次 | | | | |
| 间歇30秒 | | | | | |
| 3.仰卧起坐 | 训练动作完成10次 | | | | |
| 间歇30秒 | | | | | |
| 4. 开合跳 | 训练动作完成10次 | | | | |
| 间歇30秒 | | | | | |
| 5. BURPEE跳 | 训练动作完成10次 | | | | |

# Motor Training
## 动 作 训 练　　①②③④⑤

每个动作重复 15 次，共做 3 组，组间歇 45 秒

 **跪姿俯卧撑**

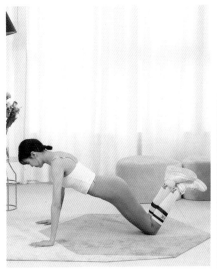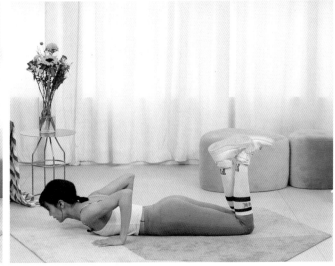

→ 趴在垫子上，膝盖跪于地面，两个小腿交叉，两手扶在垫子上，两手距离略微大于肩宽，目光朝斜前
　　方 45°的方向，身体从肩膀到膝盖要呈一条直线。

→ 腹部、臀部、腰部要收紧，不要塌腰或者撅屁股。

→ 这时吐气向下，弯曲手臂，上臂和身体呈 45°的夹角，缓缓地向下，在向下的过程中，不要耸肩。

→ 当躯干贴到地面之后，吐气向上，推起身体，直至手臂伸直。

→ 注意全程手臂的夹角，也就是上臂跟躯干的夹角是 45°，身体始终保持一条直线，不要出现撅屁股、塌腰、
　　含胸驼背、耸肩等情况，要尽量使身体保持中立位。

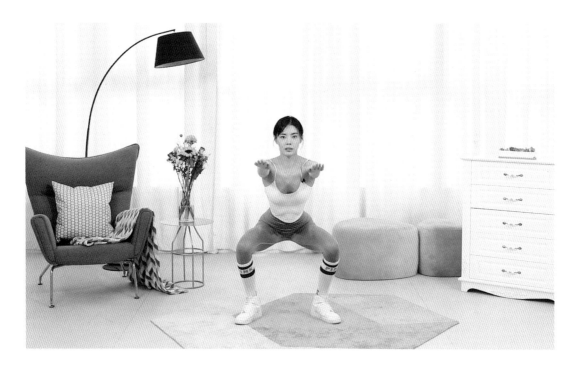

→　身体保持收腹挺胸的站立姿态，两脚后跟距离与肩同宽，两脚尖打开呈 45°，双手上抬至前
　　平举，手背朝上。

→　先吸气，屈髋，身体向下的同时，屈膝，膝关节朝两个脚尖的方向打开，在向下蹲的过程中，
　　腰背挺直，将臀部蹲至与膝关节同一水平线即可。

→　吐气起身，按照下蹲原轨迹进行，站直后，将臀部与腹部同时收紧。

→　整个过程中注意双眼直视前方，腰部要挺直，不要出现弓背或塌腰的情况。

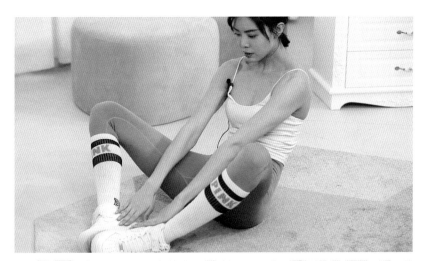

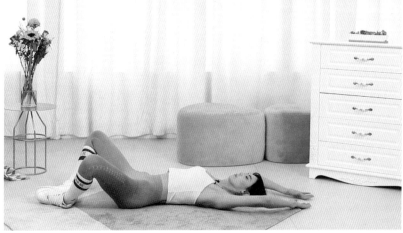

→ 将身体仰卧在垫子上，双脚脚底相对靠紧，脚尖朝前，双腿屈膝，注意两个膝盖打开，不要碰在一起。

→ 吐气并蜷缩腹部，注意上半身起身的高度是肩胛骨离开地面的高度，吐气的时候要吐长气，感觉可以把腹腔里的气都吐出来，在吐气的过程中，把腹部使劲往里贴，然后慢慢将身体还原至垫上。

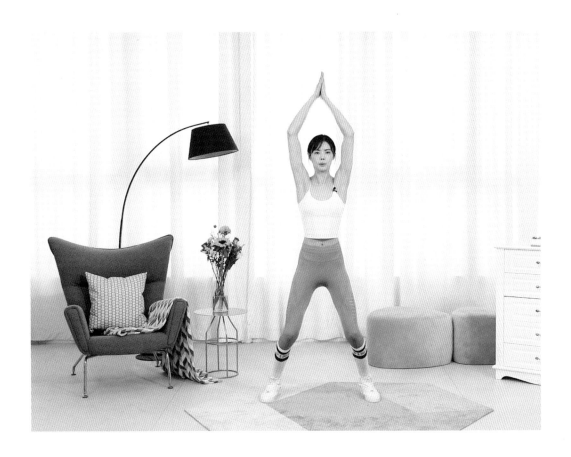

→ 身体保持挺胸收腹的站立姿态，双手放在身体两侧，两脚并拢。

→ 此时将身体向上腾空跳起，双脚打开距离略大于肩宽，同时将双手打开，在头顶击掌。

→ 击掌之后，再将双手放回身体两侧，两脚并拢，回到站立的起始姿态。

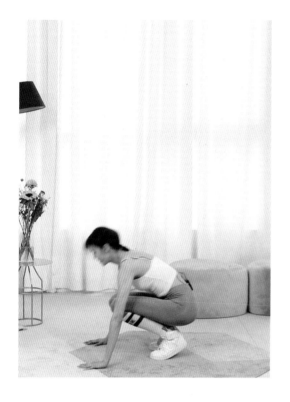 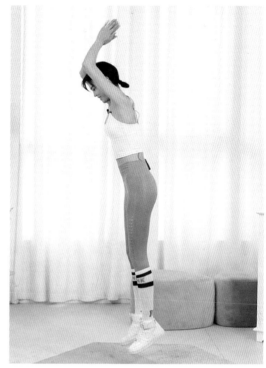

→ 身体直立，下蹲，两手的距离与肩同宽，手掌撑地。

→ 两脚向后蹬出直至躯干及腿部成一条直线，腹部收紧，臀部收紧，注意不能塌腰。

→ 收腿时，屈膝，双脚向前跳跃，前脚掌落地，落地之后，手离开地面，身体向上跳起，腾空时，双手在头部后方击掌。

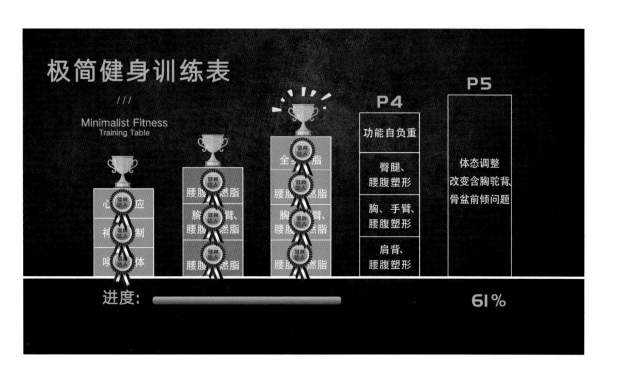

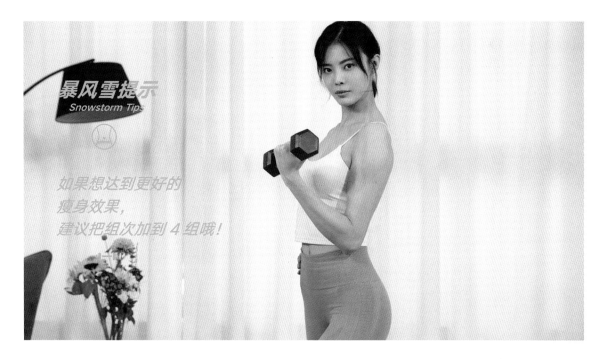

# Part 3
## 小 结 及 预 告

好了，今天的训练就到这里了。恭喜你完成训练！

刚才的运动是不是让你大汗淋漓？！ HIIT 训练确实强度大，减脂效果佳，**但如果你想加量练习，建议你一周最多练习 3 次，而且要隔天练哦。**

最后要提醒你一下，明天起床，你可能会感觉身体酸疼，这是乳酸堆积造成的正常现象，不用担心，你只需要继续跟着我坚持训练，继续跟着我瘦成"一道闪电"。

下节课我们将进入 P4 养成期阶段了，一起朝着完美身材前进吧！

我是你的超模私教暴风雪，咱们下节课见啦。

# Part 4
## 课 后 彩 蛋

### 餐单 Meal Menu Recommendation 推荐

| | | |
|---|---|---|
| 🥖 早餐 | 杂粮粥半碗（可加入小米、紫米、糙米等五谷杂粮）、煮鸡蛋1个+蛋白1个（煮/蒸）、脱脂酸奶100 ml（半杯） | |
| 午餐 | 米饭 1 小碗（1 个握紧的拳头大小）、鸡胸肉100g（1 个手掌心大小，1 根手指厚）、豆腐（1 个手掌心大小）、各种蔬菜 1 盘 [水煮/蒸/烤/炒（最多 1 勺油）]、1 根小香蕉（1 个手掌大小） | |
| 晚餐 | 白灼虾100g（8~10只）、各种蔬菜 1 盘 [水煮/蒸/烤/炒（最多 1 勺油）] | |

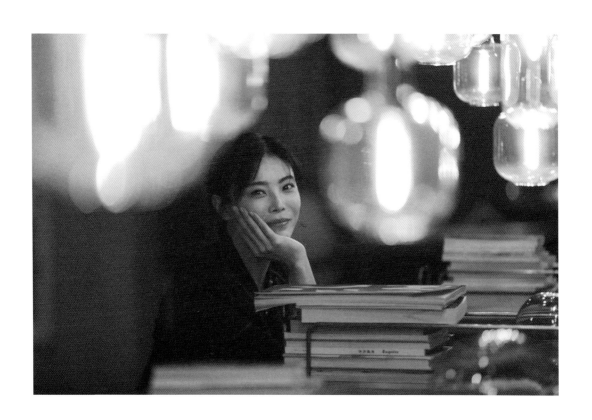

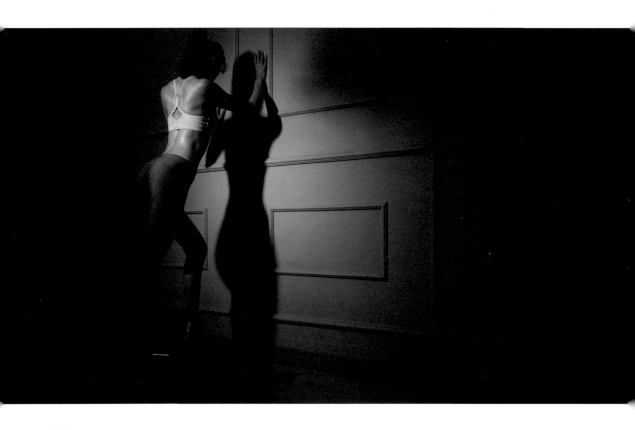

# EVELOPMENT PERIOD

KEEP FIT
WITH EXERCISE

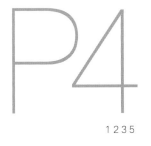

1 2 3 5

养 成 期

肩 背 、 腰 腹 塑 形

胸 、 手 臂 、 腰 腹 塑 形

臀 腿 、 腰 腹 塑 形

功 能 自 负 重

# 肩背、腰腹塑形

**·本周训练计划**

·训练阶段：P4 养成期

·训练次数：一周 4 次，一次 1 节，休息日自行安排

·训练内容：肩背、腰腹塑形〔本课内容〕| 胸、手臂、腰腹塑形 | 臀腿、腰腹塑形 | 功能自负重

# Part 1
# 训 练 意 义

今天我们正式进入 P4 养成期阶段，让你养成科学健身的好习惯！有没有发现，坚持训练的这段时间，你精力越来越充沛，甚至皮肤状态都变好了？

没错，保持运动能让我们永远保持年轻态！少女态！所以你一定要坚持住哦！

咱们这一阶段的主要目的是帮你在减脂的同时加大塑形练习，要知道，只有增肌和减脂结合着训练，你各部分的肌肉比例才会更加匀称协调、有型好看。

这次训练我为你整理了 7 组肩背、腰腹的塑形练习，不仅能燃烧你的肩背脂肪，还能练出线条美感。你懂的，告别虎背熊腰之后，不管你穿什么衣服，都会女神范儿十足，而且拍照再也不用艰难地找角度了。

好了，为了我们不用修图也能拍出好看的半身照，今天的训练不许偷懒哦！

# Part 2
## 训练任务

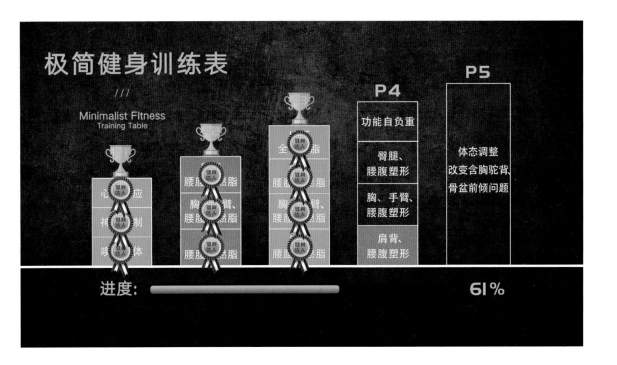

老年人（年龄大于 65 岁）、孕妇、残疾人
患有糖尿病、心脑血管疾病、肺部疾病以及其他新陈代谢疾病的人群
患有骨科伤病且尚未痊愈的人群
其他医嘱建议不适合运动的人群

# Motor Training
# 动 作 训 练 ① ② ③ ④ ⑤ ⑥ ⑦

每个动作重复 15 次，共做 3 组，组间歇 45 秒

 阿诺德推举

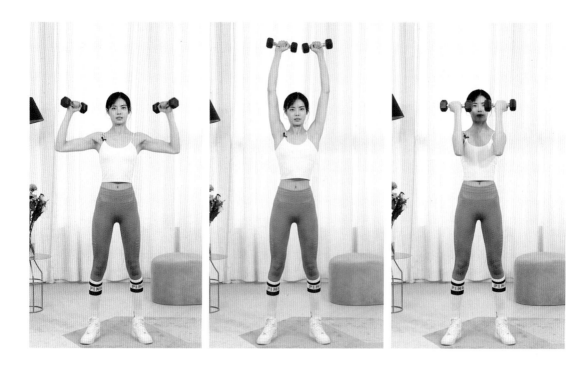

→  双手持哑铃，身体保持挺胸收腹的站立姿态，两脚距离与肩同宽，脚尖向外微微打开。

→  此时将两个哑铃上举至肩部，肘关节弯曲至 90°，前臂要与地面垂直，手腕要直立，不可以折叠。

→  将两个哑铃向上推举，直至手臂伸直，但要注意，肘关节不能超伸锁死，要微微弯曲，保持肌肉张力。

→  手臂伸直之后，将两个哑铃缓慢下滑至肘关节弯曲 90°即可。

→  注意手腕要始终保持直立，不可以折叠。

→  此时再将两个肩关节进行水平内收，直到持哑铃的双手在胸前碰在一起，手心向内朝身体的方向。

→  两个哑铃碰在一起之后，再将肩关节做水平外展，将两个手臂向外打开，直至两个哑铃回到原起始位置即可。

→  这样一次完整的阿诺德推举才算完成。

## ② 单臂哑铃推举

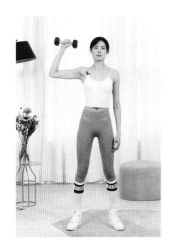

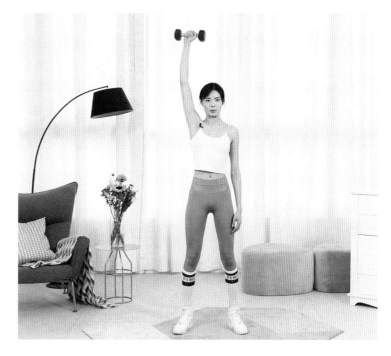

→ 首先身体保持挺胸收腹的站立姿态，右手持哑铃，两脚距离与肩同宽，两脚尖向外微微打开。

→ 将右手的哑铃上抬至与肩关节平行的位置，上臂要与地面平行，此时肘关节要保持弯曲 90°，注意手持哑铃的右手手腕要保持直立，不可以折叠，这样对腕关节不好。

→ 将右手的哑铃向上推举直至手臂伸直，但要注意肘关节不要超伸锁死，要微微弯曲保持肌肉张力！

→ 待手臂伸直之后，再缓慢地下滑，直至起始位置。

→ 右侧的哑铃单臂推举的次数全部完成之后，再换左手持哑铃完成哑铃单臂推举的次数。

## ③ 俯身哑铃侧平举

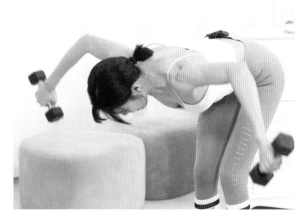

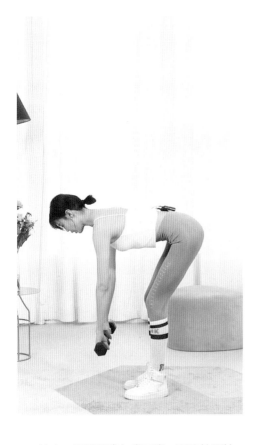

→ 站立，两脚距离与肩同宽，双手持哑铃。

→ 俯身至上半身几乎与地面平行，膝盖微屈，腰部要尽量挺直，目视下方。

→ 这时持哑铃的双手向下垂直于地面，吐气，双手向两侧向上打开，像一个飞鸟的姿势，要注意节奏，
   全过程手心向下。

→ 当手臂与地面平行的时候，动作即可停止。

→ 接着双手慢慢落下，直至手臂与地面垂直，动作结束。

→ 全过程要注意保持均匀的呼吸，腰部要尽量伸直，如果腰部无法伸直，可以增加膝盖的曲度。

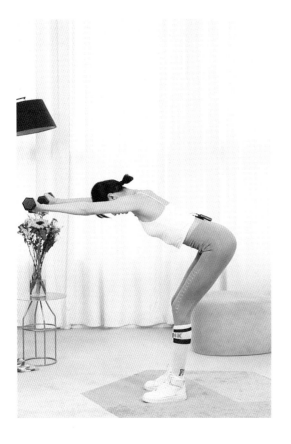 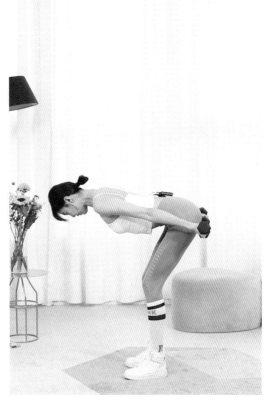

→ 双手持哑铃，身体保持挺胸收腹的站立姿态，此时向下俯身，俯身至与地面平行的位置即可。将两个手臂向头顶的方向伸直，手持哑铃，手心朝下。

→ 两个手臂与上半身成一条直线，将两个哑铃向下滑，轨迹如同画一个半圆，滑向大腿两侧的位置，过程中要保持挺胸沉肩，背部的肩胛骨要随着哑铃的滑动慢慢收紧。

→ 收紧后，两个哑铃应该已经放置在髋关节的两侧位置，此时再慢慢按照原轨迹滑向起始位置即可。

## 俯身哑铃单臂划船

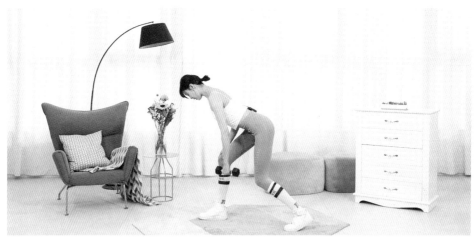

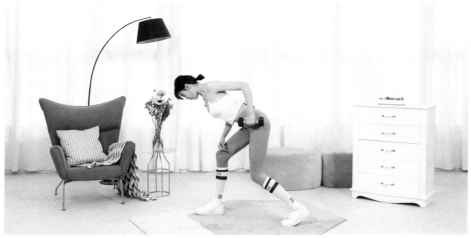

→ 单手持哑铃,两脚距离与肩同宽。这时其中一只脚向后迈出大概 1m 的距离,后侧腿要
   屈膝,但是膝盖不要弯曲得太多。

→ 微屈膝,这时把重心置于前侧腿,前侧腿的膝盖弯曲,把与前侧腿同侧的手臂的手掌置
   于前侧腿的膝盖上,身体也就成了一个俯身的姿态。

→ 躯干要尽量保持中立位。

→ 这时持哑铃的手臂应该是垂直于地面。吐气,手臂向上拉起,保持均匀的节奏,拉到尽
   头之后慢慢落下,直至手臂与地面垂直。全程一定要注意,不要发生耸肩的情况。

→ 上臂要与身体尽量贴紧,感觉是背部发力就对了。

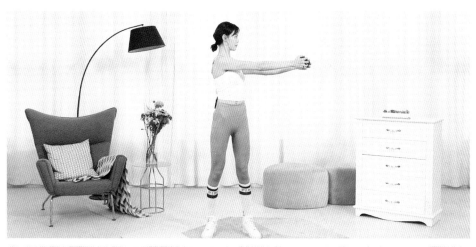

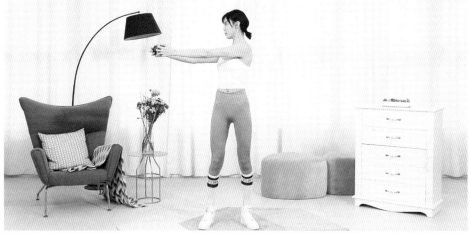

→ 身体保持挺胸收腹的站立姿态，两脚后跟距离与肩同宽，两脚尖向外打开呈 45°。

→ 双手持一个哑铃横向放在身体前侧，此时双臂向上抬起，做前平举。

→ 注意腰不能超伸，始终保持臀部和腹部收紧的站立姿态。

→ 上半身向左扭转，注意在扭转的时候，髋关节以下要稳定住，不可以转动，只有上半身扭转，注意力都放在我们的腹部，去感受它的扭转收缩，把自己想象成一条毛巾，尽力地去拧它的感觉。

→ 将身体扭转至 90°，也就是哑铃到我们的身体的正左侧，再将身体向右扭转，直至哑铃在身体的正右侧，依次左右交替进行即可。

# 7⁄₇ X 型上举

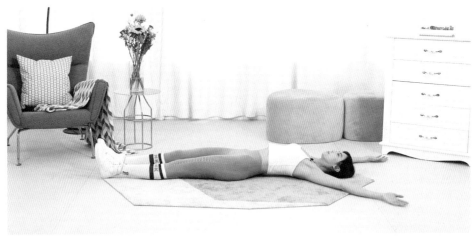

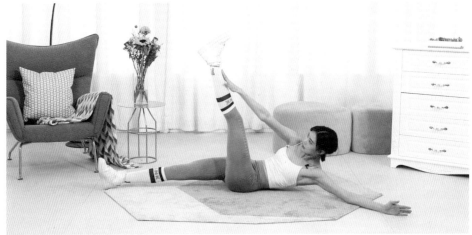

→ 将身体仰卧在垫子上，两腿伸直，两脚并拢，双手向头顶的方向伸直，手掌朝上，此时两手的距离略大于肩宽。

→ 吐长气，蜷缩腹部，将上半身抬起，直至右侧的肩胛骨离开地面，使右手与左腿相碰，碰触之后，再返回地面，再将上半身抬起，直至左侧肩胛骨离开地面，使左手与右腿相碰，相碰之后再返回地面，依次交替进行即可。

→ 注意呼吸，在每次起身时吐长气，感觉可以把腹腔里的气都吐出来。

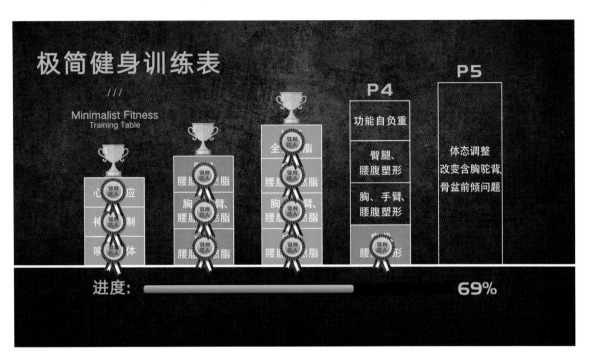

极简健身训练表

Minimalist Fitness
Training Table

P4

P5

功能自负重

臀腿、
腰腹塑形

胸、手臂、
腰腹塑形

体态调整
改变含胸驼背
骨盆前倾问题

全身燃脂
腰腹燃脂
胸、手臂、
腰腹燃脂
腰腹燃脂

腰腹燃脂
胸、手臂、
腰腹燃脂
腰腹燃脂

心肺适应
神经控制
唤醒身体

进度： 69%

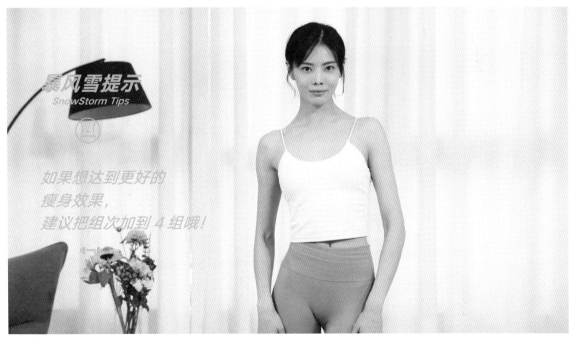

暴风雪提示
SnowStorm Tips

如果想达到更好的
瘦身效果，
建议把组次加到 4 组哦！

# Part 3
# 小结及预告

好了，今天的练习到这里就结束了。

坚持到这里的你，很棒哦！可以给自己奖励一根香蕉！

没坚持下来的话，你其实要反省一下了，是不是如果自己刚才熬过那个累点，就能完整做下来了？没关系，下回的训练可以坚持更久一点，期待见到越来越体力充沛的你哦！

我是你的超模私教暴风雪，咱们下节课见啦。

# Part 4
# 课后彩蛋

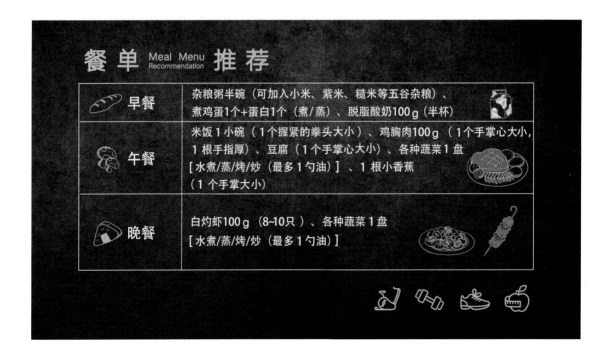

餐单 Meal Menu Recommendation 推荐

| | |
|---|---|
| 早餐 | 杂粮粥半碗（可加入小米、紫米、糙米等五谷杂粮）、煮鸡蛋1个+蛋白1个（煮/蒸）、脱脂酸奶100g（半杯） |
| 午餐 | 米饭1小碗（1个握紧的拳头大小）、鸡胸肉100g（1个手掌心大小，1根手指厚）、豆腐（1个手掌心大小）、各种蔬菜1盘[水煮/蒸/烤/炒（最多1勺油）]、1根小香蕉（1个手掌大小） |
| 晚餐 | 白灼虾100g（8~10只）、各种蔬菜1盘[水煮/蒸/烤/炒（最多1勺油）] |

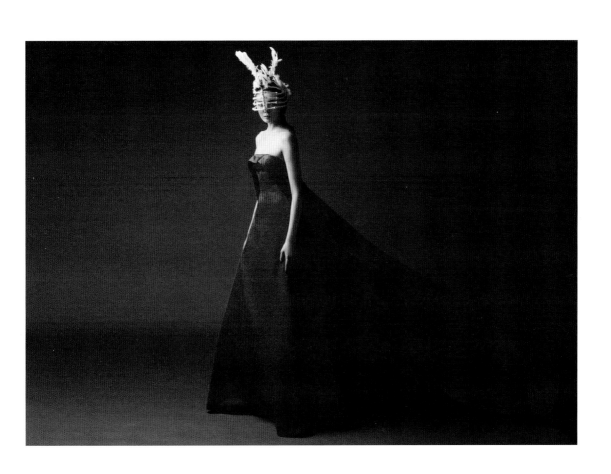

# 胸、手臂、腰腹强燃脂

**·本周训练计划**

· 训练阶段：P4 养成期

· 训练次数：一周 4 次，一次 1 节，休息日自行安排

· 训练内容：肩背、腰腹塑形 | 胸、手臂、腰腹塑形（本课内容）| 臀腿、腰腹塑形 | 功能自负重

# Part 1
# 训 练 意 义

今天呢，我们要为了夏天能穿无袖或者吊带衫继续努力！

没错，马上要集中训练的就是你的胸、手臂和腰腹了。

坚持训练你会看到自己腹部的线条越来越清晰，消瘦型的姑娘还可能练出马甲线。同时你胸部的形状也会跟着变紧致，手臂的"拜拜肉"也能甩掉两圈，成效还是挺明显的哦。

好了，为了夏天能美美哒，我们赶紧动起来吧！

# Part 2
## 训练任务

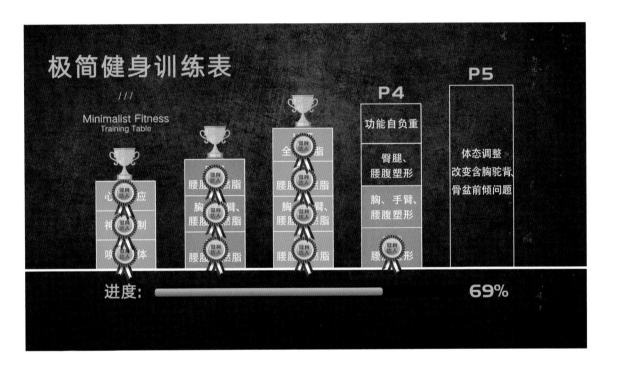

禁忌人群

老年人（年龄大于 65 岁）、孕妇、残疾人
患有糖尿病、心脑血管疾病、肺部疾病以及其他新陈代谢疾病的人群
患有骨科伤病且尚未痊愈的人群
其他医嘱建议不适合运动的人群

# Motor Training
## 动 作 训 练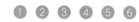

每个动作重复 15 次，共做 3 组，组间歇 45 秒

**1/6** **T型俯卧撑**

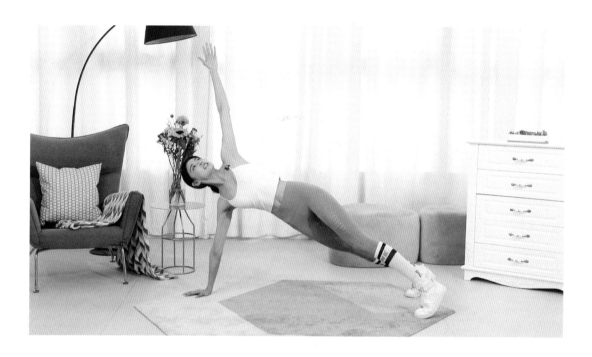

→ 双手撑地，双腿保持伸直，两脚距离与肩同宽，身体保持挺胸收腹的支撑状态。

→ 两手的距离也与肩同宽，两手手指完全张开，撑住地面，此时两个胳膊肘开始弯曲，做俯卧撑。在做的过程中要保持挺胸收腹、沉肩的状态。

→ 如果一个标准的全程俯卧撑对你来说难度太高，我们可以做降阶版的，就是双手支撑地面之后，塌腰将你的身体贴近地面，在身体接触地面之后，将身体撑起来，至身体成一条直线，再将臀部和腹部收紧即可。

→ 身体撑起之后，向左扭转，将左侧的手臂向外伸展至身体的正上方。

→ 眼睛要盯着左手，然后将左手按照原轨迹回到起始位置。此时再向右扭转身体，将右侧手臂向上伸直，过程中眼睛要盯着右手，直到右手在身体正上方伸直，再将右手按照原轨迹回到起始位置即可。

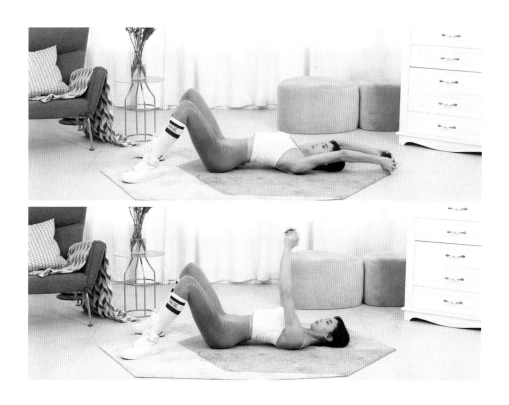

→ 首先仰卧在垫子上，双手托住一个哑铃，并将两手臂伸直放在头顶处。

→ 此时将两个手臂夹紧，手肘保持伸直，开始做上拉，将哑铃上拉至胸部的正上方。

→ 上拉的过程中要保持挺胸收腹、沉肩的状态，上拉时一定不能耸肩。

→ 上拉至胸部的正上方之后，再将哑铃按照原轨迹慢慢放回到起始位置即可。

## 3/6 坐姿哑铃弯举

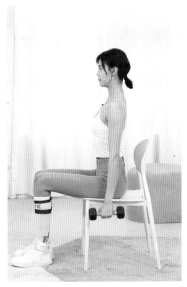 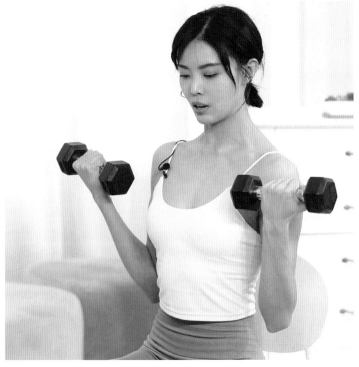

→ 首先我们坐在一个凳子上，保持挺胸收腹、躯干挺直的坐姿。

→ 双手持哑铃放在身体两侧。

→ 我们在做哑铃弯举的时候要保持上臂夹紧身体，为的是保持肩关节稳定，只做肘关节的弯曲。

→ 上臂夹紧身体后，将双手手心朝上并弯曲手肘，直至弯曲到自己的极限，再缓慢放下，直至手臂伸直，
   依次交替进行即可。

→ 注意全过程要保持收腹挺胸、沉肩的状态，并且要保持上臂夹紧，身体在做弯曲的时候，肩关节一
   定不能跟着动，应只做肘关节的弯曲。

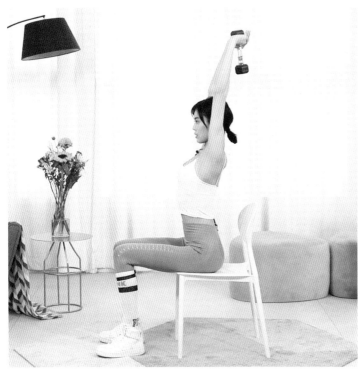
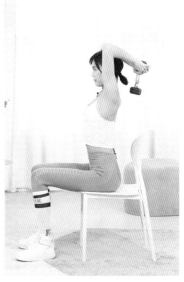

→ 首先，我们坐在一个的凳子上，保持上半身躯干挺直，挺胸收腹、沉肩。

→ 双手交叉，托住哑铃并放在头顶，手臂伸直。

→ 将两个上臂夹紧，同时弯曲双肘，弯曲至自己的极限，再将哑铃向上托起至手臂伸直。

→ 注意伸直的手臂不可以超伸锁死，依旧要微微弯曲，保持肌肉张力。

# 5/6 俯撑交替提膝

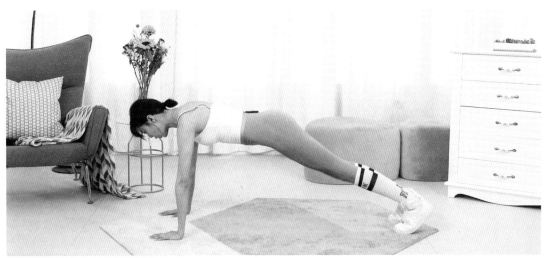

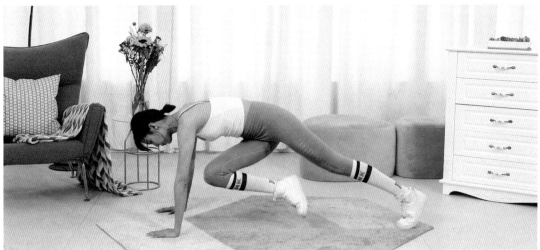

→ 首先，双手撑地，将身体俯撑在垫子上，两手撑地的距离与肩同宽，两手手指张开，完全撑住地面，
　身体保持收腹收臀的状态，不可以塌腰或者弓背。

→ 这个时候将右膝上提至左肘的方向，提膝提至自己的极限之后收回右腿，换左腿提膝，将左膝提至右
　肘的方向，同样提至自己的极限即可，再收回左腿，依次交替进行。

→ 注意每次提膝的时候都要吐气，所以我们的呼吸是短而急促的。

→ 同时全程要保持腹部收紧，不可以塌腰或者弓背。

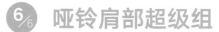
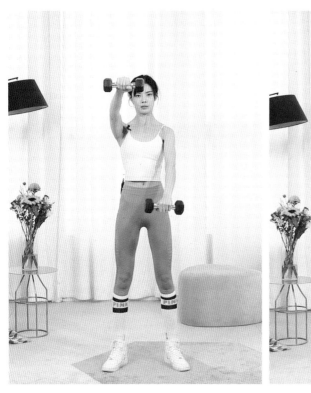

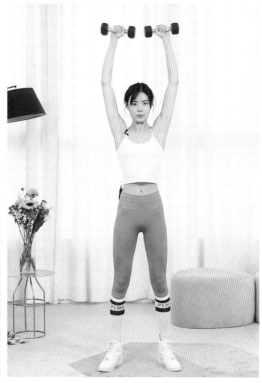

→ 超级组的第一个动作，双手持哑铃放在身体两侧，身体保持挺胸收腹的站立姿态，两脚后跟距离与肩同宽，两脚尖向外打开呈 45°。

→ 此时将两个哑铃向前上抬至与肩平行的位置，前平举做好后，我们开始做左右手上下交替的训练动作。注意手上抬的位置是与眼睛平行的位置，手下放的位置是与肚脐平行的位置。所以，我们左右手交替的位置是在目光平视与肚脐之间的。

→ 超级组的第二个动作，将两个哑铃放在身体两侧，身体依然保持站立、挺胸收腹的姿态。

→ 此时将两个哑铃向侧平举的方向上抬，手心朝前，大拇指朝上，两个哑铃上抬至头顶，直至两个哑铃碰在一起，之后再同时向下滑。

→ 两个哑铃下滑至身体后方臀部的位置，再在臀部的位置相碰。注意，全过程手心始终保持向前。依次交替进行即可。

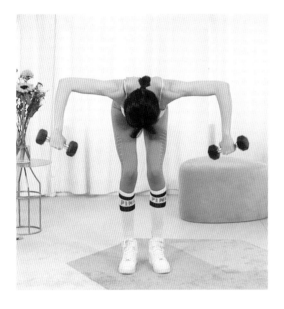

→ 超级组的最后一个动作，两手持哑铃放在身体两侧，保持挺胸收腹的站立姿态，两脚距离与肩同宽，脚尖朝前，此时屈髋，向下俯身至与地面平行。

→ 两个手臂垂直于地面，持哑铃的双手手背朝前。

→ 这时开始做哑铃上拉的动作，双手臂向外打开，两个肘关节弯曲至 90°，将哑铃上拉至肩关节与肘关节平行。

→ 注意上拉后，肘关节保持 90°，前臂要保持与地面垂直。

→ 注意肘关节一定要与肩关节平行，如果肘关节低于肩关节，就变成练背了，我们的肩部目标肌肉就会被转移。

→ 将哑铃上拉至肩关节与肘关节平行之后，开始做肩关节上旋，将哑铃上抬至与身体成一条水平线即可。

→ 然后再将哑铃先放回前臂与地面垂直的位置，停顿一秒之后，再将手臂向中间靠拢，直至伸直，回到起始位置。

# Part 3
## 小 结 及 预 告

好了，今天的训练就结束咯，给你点赞!

我猜你累得一挨枕头就睡着了，哈哈，很好!
保持这种状态，继续坚持!

最后欢迎你将最近吃的健康餐分享哦。

我是你的超模私教暴风雪，咱们下节课见啦。

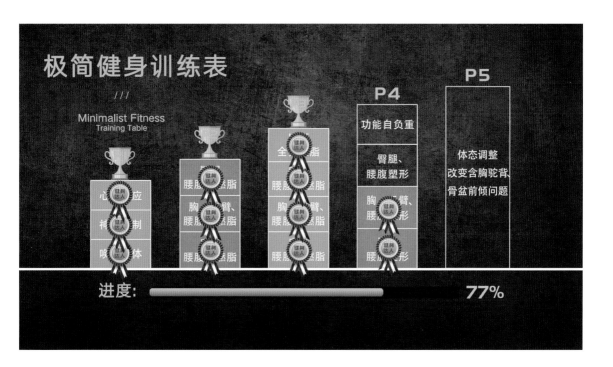

# Part 4

## 课后彩蛋

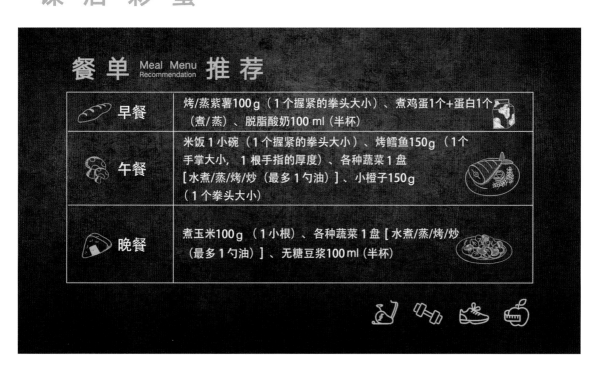

# 臀腿、腰腹塑形

**· 本周训练计划**

· 训练阶段：P4 养成期

· 训练次数：一周 4 次，一次 1 节，休息日自行安排

· 训练内容：肩背、腰腹塑形 | 胸、手臂、腰腹塑形 | 臀腿、腰腹塑形（本课内容）| 功能自负重

# Part 1
# 训 练 意 义

到了现在这个阶段，相信已经不用我再提醒你"要坚持训练和保持健康饮食的好习惯"了，你现在应该是几天不练，自己都会感觉难受。那么恭喜你，说明你已经成功爱上健身了，欢迎加入我们的健身大群，一起又美又瘦！

这一阶段的训练会让你的塑形效果更明显，那么今天呢，我将继续通过 5 组极简动作，着重进击你的臀腿和腰腹部位，加油哦，你会离你的大长腿和小蛮腰更近一步的！

准备好了吗？咱们开始吧！

# Part 2
# 训练任务

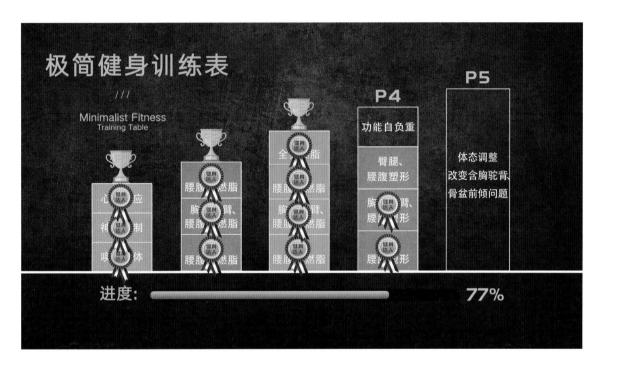

禁忌人群

老年人（年龄大于 65 岁）、孕妇、残疾人
患有糖尿病、心脑血管疾病、肺部疾病以及其他新陈代谢疾病的人群
患有骨科伤病且尚未痊愈的人群
其他医嘱建议不适合运动的人群

# Motor Training
# 动 作 训 练   ① ② ③ ④ ⑤

每个动作重复 15 次，共做 3 组，组间歇 45 秒

 **公主蹲**

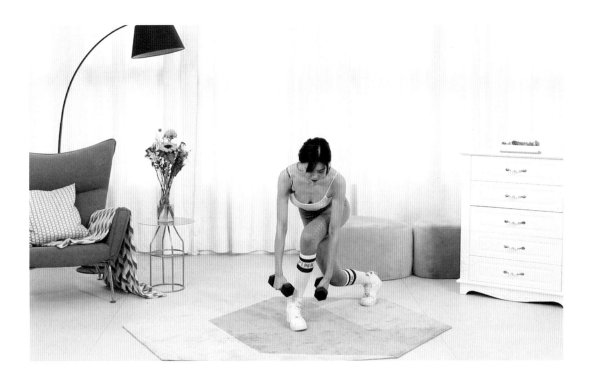

→ 双手持哑铃，身体保持挺胸收腹的站立姿态，两脚后跟距离与肩同宽，脚尖打开呈 45°。

→ 此时将右腿向左斜后方交叉，并双腿屈膝做一个交叉弓箭步。注意在前侧的腿屈膝后，膝关节不能超过脚尖，让前侧腿的小腿尽量与地面保持垂直的状态。

→ 双腿屈膝后向下俯身，用胸部去找大腿前侧的方向。

→ 持哑铃的双手手臂伸直，并将哑铃放于前侧腿脚尖的两侧，再起身将身体站直，双脚回到起始站立姿态。

→ 此时再将左腿向右斜后方交叉，之后双腿屈膝，做交叉弓箭步，用哑铃去找左侧腿的脚尖，手臂与地面垂直，然后站直身体，回到站立的起始位置。

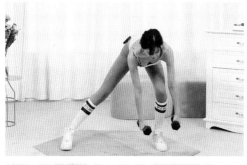

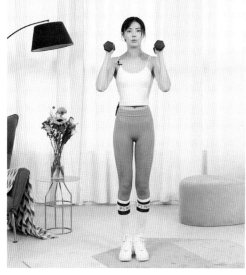

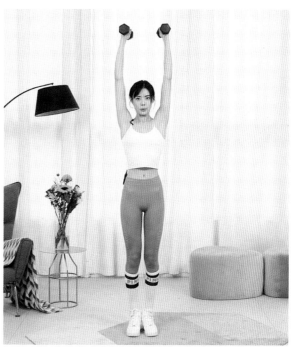

→ 双手持哑铃，身体保持挺胸收腹的站立姿态，此时左脚向左侧方跨出一大步，距离为略大于肩宽。

→ 首先屈膝将髋关节向后走，注意髋关节是向后走，而不是向下蹲，之后向下俯身，双手臂伸直，用两个哑铃去找左侧脚尖的位置，身体向下。俯身后，左侧的臀部和左侧大腿后侧应有拉伸感。

→ 俯身之后起身收腿，将哑铃放置在肩部，两个手肘朝前，臀部与腹部同时收紧，吐气并向上推起哑铃，直至手臂伸直。

→ 注意手肘不要超伸锁死，要微微弯曲，保持肌肉张力，手臂伸直之后，再将哑铃放回至肩部，手肘依然保持朝前的方向。

→ 之后右腿向右侧跨一大步，俯身，用哑铃去找右侧脚的脚尖，向下俯身的时候，右侧的臀部与大腿后侧应有拉伸感。

→ 将哑铃放于右腿脚尖的两侧之后起身，两腿并拢，将哑铃再次放到肩部，手肘朝前并向上推举，直至手臂伸直。

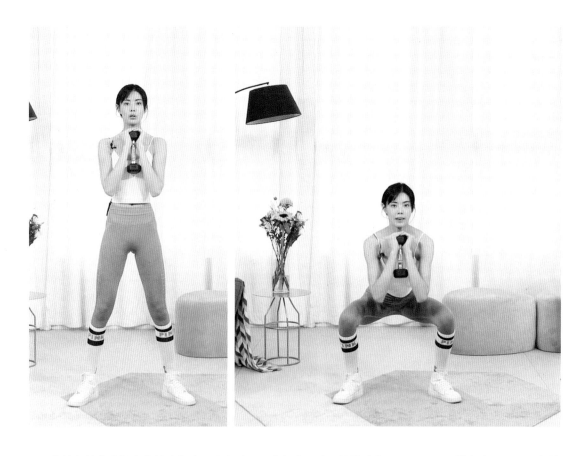

→ 身体保持收腹挺胸的站立姿态，两脚后跟距离与肩同宽，两脚尖打开呈 45°，哑铃竖向，用双手托住哑铃的一边放在胸口的位置。

→ 先吸气，屈髋，身体向下的同时，屈膝，两膝关节分别朝两个脚尖的方向打开，在向下蹲的过程中，腰背挺直，心里默念 1、2、3、4，将臀部蹲至略低于膝盖的位置即可。

→ 吐气起身，按照下蹲原轨迹进行即可。

→ 站直后，将臀部与腹部同时收紧。

→ 整个过程中注意双眼直视前方，腰部要挺直，不要出现弓背或塌腰的情况，在做托哑铃深蹲的时候，哑铃托在胸口的位置保持不动。

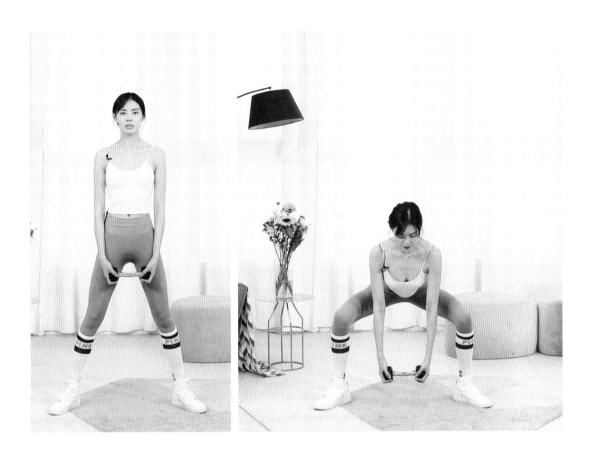

→ 双手持一个哑铃，身体保持挺胸收腹的站立姿态，两脚的距离为略大于肩宽，两脚尖向外打开呈 45°。

→ 此时先屈髋，将臀部向后走，注意臀部是向后走，而不是向下蹲。

→ 屈髋后向下俯身，双手垂直于地面，用哑铃慢慢去接近地面。

→ 此时开始被动屈膝，两膝盖分别朝脚尖的方向打开，俯身后应该感觉到臀部和大腿后侧有拉伸感。

→ 俯身至哑铃即将碰地的程度即可。

→ 慢慢起身，将膝盖伸直，身体站直后，吐气，将臀部与腹部收紧，注意不能塌腰或者弓背。

→ 需要注意的是，哑铃相扑硬拉主要训练的位置是我们的大腿内侧和臀部，脚的站距越宽，脚尖打开得越大，
对大腿内侧和臀部的刺激就越深。

**平板支撑后抬腿**

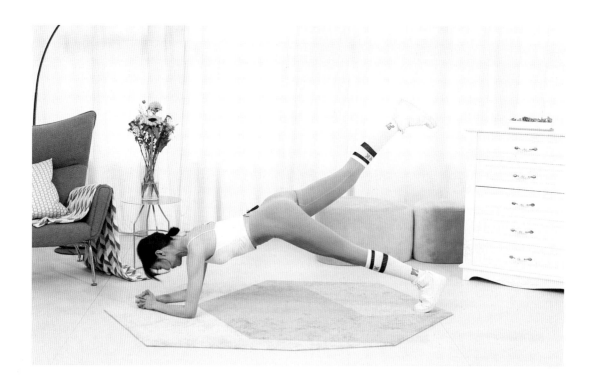

→ 平板支撑需要我们俯身在垫子上，双腿伸直，两脚并拢，两脚的前脚掌和两手肘支撑地面。

→ 把身体撑起来，撑起后，臀部和腹部收紧，将身体撑成一条直线，与地面平行即可。

→ 平板支撑做好后，将右腿向上抬起至与地面呈 30°即可，抬起后再慢慢放回地面。换左腿，将左腿向上抬起至与地面呈 30°，然后再慢慢放回地面。依次交替进行。

组间歇时长：**45s**

进行第二次训练

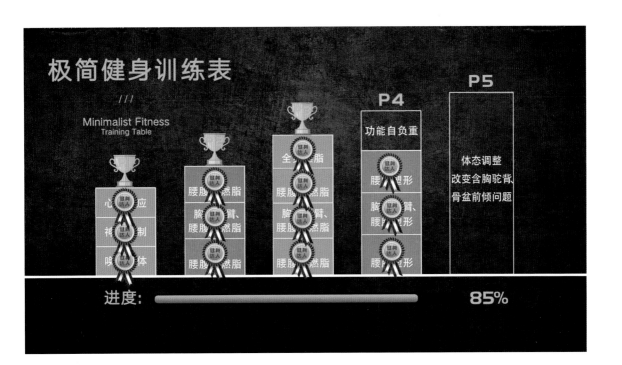

极简健身训练表

Minimalist Fitness
Training Table

P4
功能自负重

P5
体态调整
改变含胸驼背、
骨盆前倾问题

进度： 85%

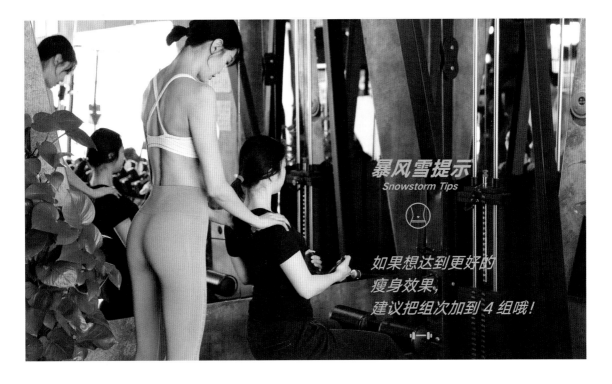

暴风雪提示
*Snowstorm Tips*

如果想达到更好的
瘦身效果，
建议把组次加到 4 组哦！

# Part 3

# 小结及预告

好了小仙女，咱们今天的训练就到这里啦。

恭喜你，身体的变化已经在你用心训练的过程中慢慢呈现出来啦，我给你点赞！你也感谢一下努力的自己吧。

下节课呢，我将带你训练一套非常流行的运动方式——功能自负重，它简单易学，而且减脂塑形效果显著，它能提高我们对身体肌肉的控制能力，是养成期的压轴训练，记得来训练哟！

我是你的超模私教暴风雪，咱们下节课见啦。

# Part 4

# 课后彩蛋

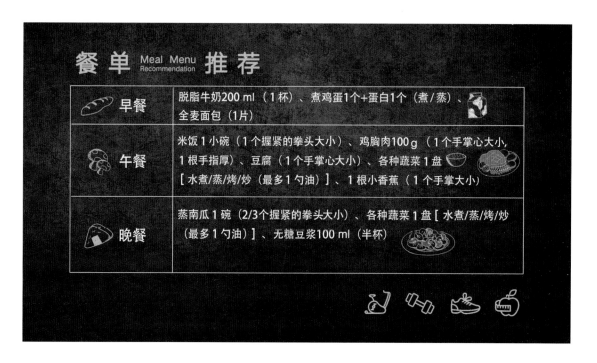

## 餐单 Meal Menu 推荐
### Recommendation

| | 餐 | 内容 |
|---|---|---|
| | 早餐 | 脱脂牛奶200 ml（1杯）、煮鸡蛋1个+蛋白1个（煮/蒸）、全麦面包（1片） |
| | 午餐 | 米饭1小碗（1个握紧的拳头大小）、鸡胸肉100 g（1个手掌心大小，1根手指厚）、豆腐（1个手掌心大小）、各种蔬菜1盘 [水煮/蒸/烤/炒（最多1勺油）]、1根小香蕉（1个手掌大小） |
| | 晚餐 | 蒸南瓜1碗（2/3个握紧的拳头大小）、各种蔬菜1盘 [水煮/蒸/烤/炒（最多1勺油）]、无糖豆浆100 ml（半杯） |

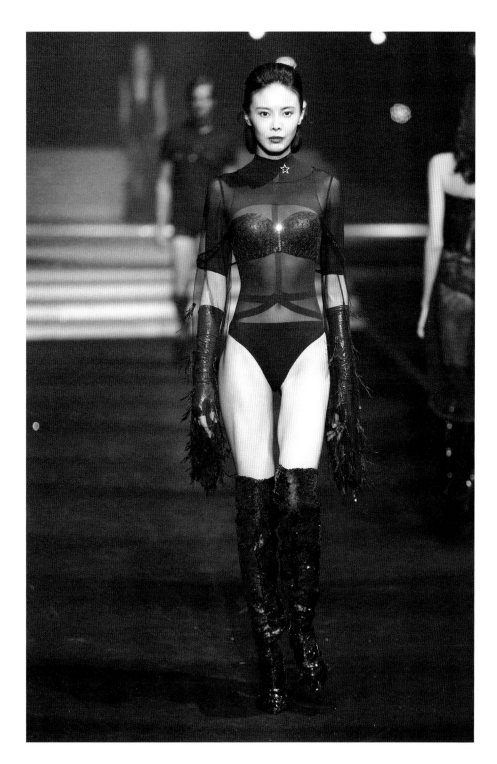

# 功能自负重

**· 本周训练计划**

· 训练阶段：P4 养成期

· 训练次数：一周 4 次，一次 1 节，休息日自行安排

· 训练内容：肩背、腰腹塑形 | 胸、手臂、腰腹塑形 | 臀腿、腰腹塑形 | **功能自负重**（本课内容）

# Part 1
# 训 练 意 义

经过了本周的塑形训练，你的身体应该已经逐渐适应了训练强度。今天我要带你做一组非常流行的训练方式——功能自负重。

功能自负重训练对我们的日常生活非常有帮助，它能灵活我们的关节，让我们在平时弯腰或者举重物的时候避免受伤。

这种训练不需要借助任何器械，却可以很好地调动核心肌肉群的力量，增强对身体的控制能力，达到让肌肉自然增长、塑形效果更佳的目的。

好了，这套常年适用，而且效果明显的功能自负重训练，我们抓紧时间开始吧！

# Part 2
## 训练任务

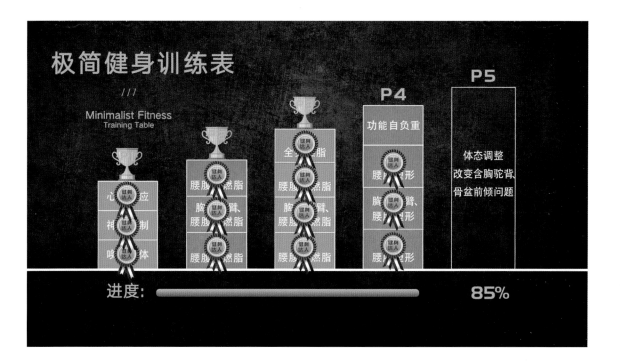

老年人（年龄大于 65 岁）、孕妇、残疾人
患有糖尿病、心脑血管疾病、肺部疾病以及其他新陈代谢疾病的人群
患有骨科伤病且尚未痊愈的人群
其他医嘱建议不适合运动的人群

# Motor Training
# 动 作 训 练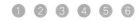

每个动作重复 15 次，共做 3 组，组间歇 45 秒

## 1/6 移动跪姿俯卧撑

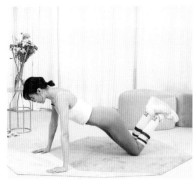 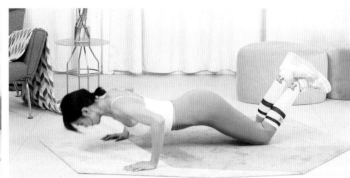

→ 首先我们进行向左移动的跪姿俯卧撑。

→ 先屈膝，将身体跪在垫子上，双手支撑地面，手指张开，然后将支撑的双手放在一起。两只手的手指要完全张开，让全手掌完全撑住地面，然后左手向左移一个肩宽的位置，右手不动，两手的距离保持与肩同宽，手指依旧保持张开的状态。

→ 在做跪姿俯卧撑的时候，双手放于胸两侧的位置，这样才能保证两个肘关节是低于肩关节的，这个位置是胸部发力最好的位置，也是肩关节正常运作的轨迹，不会对我们的肩关节造成损伤。但是如果你一开始不知道手放的位置是否是正确的，建议先把身体贴在垫子上，然后再将双手撑在胸两侧的位置，并将手指张开，这个时候把身体重新撑起来，把腹部和臀部收紧，挺胸沉肩。

→ 双肘弯曲，上半身向地面贴近，开始做跪姿俯卧撑，注意做的时候要保持挺胸收腹、沉肩的状态，用胸部去找地面，当胸部微微碰到地面后再慢慢撑起。注意将身体撑起之后，两个肘关节不要超伸锁死，这样对关节不好，一定要保持肘关节微微弯曲，保持肌肉张力。

→ 左侧跪姿俯卧撑完成之后，我们开始进行向右移动的跪姿俯卧撑，将左手回到原来的起始位置，然后将右手向右移动一个肩宽的位置，两手的距离依旧与肩同宽，手指张开，两手掌完全撑地，移动过程中注意腹部和臀部全程保持收紧状态，挺胸沉肩。双肘弯曲，上半身向地面贴近，开始做跪姿俯卧撑。

→ 这样一个完整的移动俯卧撑才算完成。

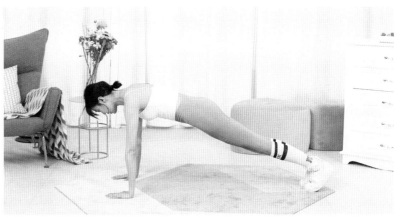

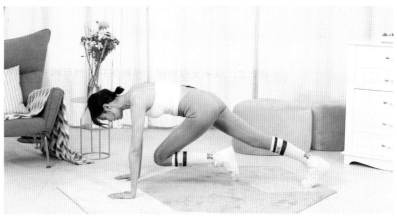

→ 首先，双手撑地，将身体俯撑在垫子上，两手撑地的距离与肩同宽，两手手指张开，完全撑住地面，身体保持收腹收臀的状态，不可以塌腰或者弓背。

→ 这个时候将右膝上提至左肘的方向，提膝提至自己的极限之后收回右腿，换左腿提膝，将左膝提至右肘的方向，同样提至自己的极限即可，再收回左腿，依次交替进行。

→ 注意每次提膝的时候都要吐气，所以我们的呼吸是短而急促的。

→ 同时全程要保持腹部收紧，不可以塌腰或者弓背。

**平板支撑开合腿**

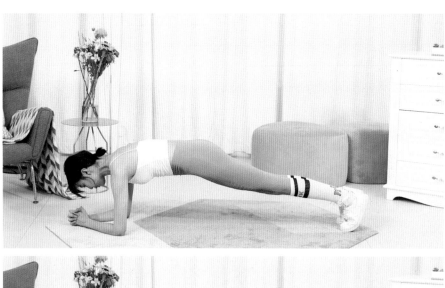

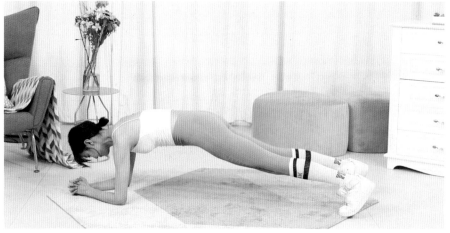

→ 首先前臂和两脚的前脚掌撑地，把身体撑起来。

→ 身体撑起来的位置应与地面平行，注意在做平板支撑的时候，不可以塌腰。因为塌腰收紧的是腰部，腹部并没有收紧，应将腹部和臀部收紧。

→ 平板支撑做好后，我们开始进行动态开合腿的训练，先将左脚向左迈一步，再将右脚向右迈一步，两脚打开的距离与肩同宽，打开后再将左腿放回至起始位置，之后右脚向左脚并拢。

→ 这样一次动态平板支撑完成。

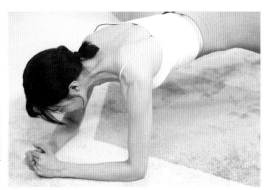

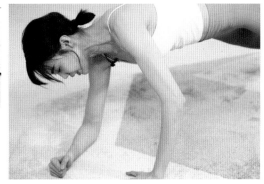

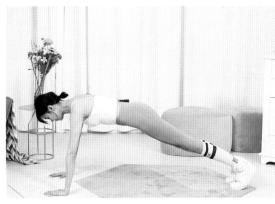

→ 首先，双手双脚支撑地面，做平板支撑的起始动作，要保持臀部和腹部收紧，不可以塌腰或者弓背。
　两手撑的距离与肩同宽，两手指完全张开撑住地面。

→ 平板支撑做好后，将左手的手肘弯曲，并用左手前臂撑地，撑地后弯曲右手肘将右手前臂撑地。两
　个前臂同时撑地之后，将左手手掌撑地，左手手臂再次伸直，同时右手手掌撑地，右手手臂再次伸直，
　依次交替进行即可。

→ 注意在做平板手肘交替支撑的时候，两个手臂交替伸直，但是肘关节要微微弯曲，保持肌肉张力，
　不能完全超伸锁死。

→ 在做这个动作的时候，全程要保持腹部、臀部收紧，不可以塌腰或者弓背。

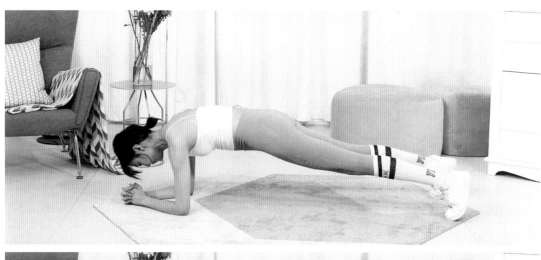

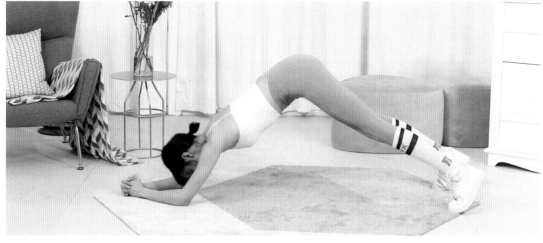

→ 首先，我们做平板支撑的起始动作，两个手前臂撑地，手肘距离与肩同宽。

→ 要保持挺胸收腹、收臀的起始动作，不可以塌腰或者弓背。

→ 平板支撑做好后，我们将臀部向上顶，也就是屈髋，折叠你的髋部，屈髋到你的极限之后，再慢慢将
臀部向下至与身体成一条直线即可。

→ 注意，全过程臀部向下的时候吐长气，并将腹部收紧。

→ 注意不能塌腰，依次反复进行即可。

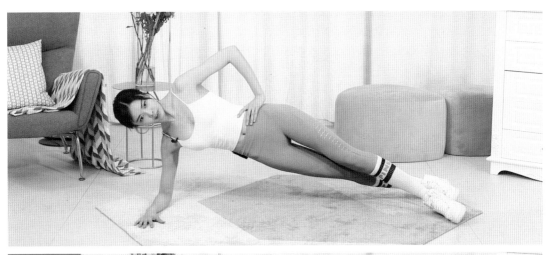

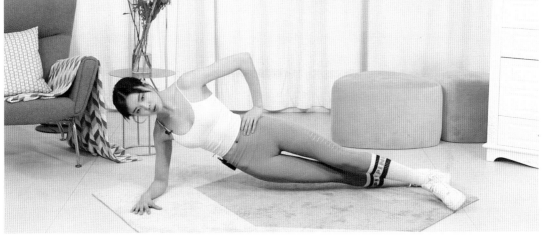

→ 将身体向右，侧卧在垫子上，此时用右手肘撑地，将身体撑起来，做一个侧向的平板支撑的起始动作。

→ 将身体撑起后，同样要保持收腹收臀，不可以塌腰或者将臀部向后撅。

→ 此时我们做髋部的侧屈，将臀部慢慢侧屈靠向地面，但是注意不要贴到地面，这样会让腹部泄力。臀部将碰到地面的时候，我们再次把髋部顶起至与身体成一条直线即可。

→ 不碰触地面为的是保持侧腹持续发力，注意全过程腹部要收紧。

→ 右侧的次数完成后，进行左侧的训练。

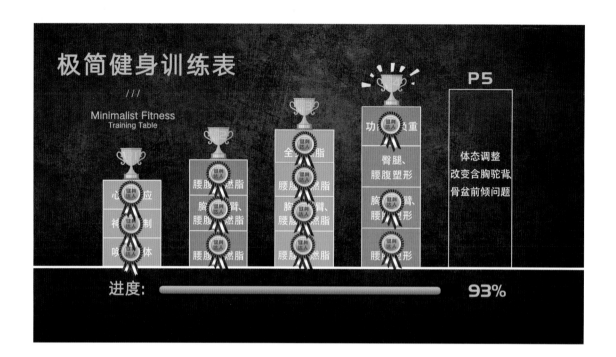

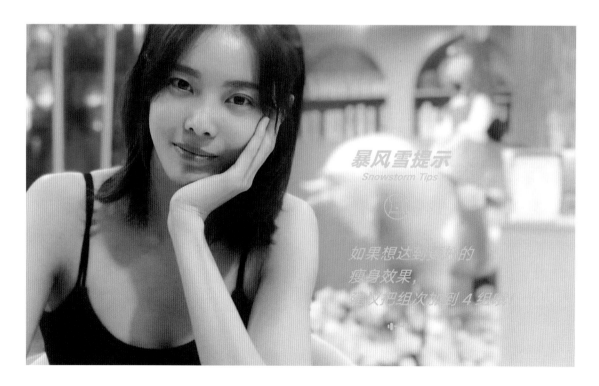

# Part 3
## 小结及预告

我们今天的训练就结束了，恭喜你完成了本次训练！

有没有感受到你的整个核心部位都在发热？那就对了，说明你的训练到位了。

好了，今天这节课结束之后，我给你安排的整套塑形训练就告一段落了，但这并不意味着你的塑形训练终止了，我真的很希望你将健身融入你的日常生活中，就像喝水、睡觉一样，变成每天必须要做的事情，而且是自然而然要做的事情。其实健身并不只是训练，它是一种生活方式，希望健身可以彻底改变你的生活。

那么这个时候你肯定会问，我完成了这套训练方案之后，接下来该怎么继续训练呢？不必担心，我们的这套课程是可以长期使用的。

**在这里给大家提几个具体的后续健身建议：**

**如果你整套训练并没有一节不落地完整坚持下来，**那么我建议你，再从P1做起，能做到第几课，就做到第几课，但一定要坚持做到自己的极限，直到有一天你可以完整地完成整套训练。

**如果你跟着我完整坚持下来了，**那说明你的身体素质真的不错，那么你可以继续进阶，返回P2，在原训练基础上，把你的哑铃重量增加1~2kg，把你的训练组次增加到4~5组。

为什么要这么做呢？因为整套训练是要根据你身体的变化随时做出调整的，而不是一成不变的。如果没有调整，你的身体很快就会适应，马上就会进入一个瓶颈期，你的身材因此不会有更多的改变，这时候你的心里一定会有落差。所以你需要通过增加你的哑铃重量和训练组次来突破你的瓶颈期，这样你的身材才能有更多的改变，以达到更好的减脂和塑形效果。

**如果条件允许的话，我当然还是建议你去健身房，**找一个专业的私教，带你系统训练，因为一个专业的私教会比你更了解你的身体，他会帮助你的身材一点点改变。

**如果你不想去找私教的话呢，也可以，**只要你想，随时随地你都可以练起来，家、公司、健身房、公园、酒店等，任何环境都可以变成你训练的场地，任何借口都无法阻挡你。

**除此之外，饮食还是要注意，**继续保持健康的减肥餐。

好了，下节课是我们整套极简瘦身课的最后一节了，我将带你做超模体态的调整，帮你把含胸驼背、骨盆前倾等问题解决掉，彻底培养超模气质，期待吗？

我是你的超模私教暴风雪，咱们下节课见啦。

# Part 4

## 课后彩蛋

餐单 Meal Menu Recommendation 推荐

| | | |
|---|---|---|
| 🥖 早餐 | 杂粮粥半碗（可加入小米、紫米、糙米等五谷杂粮）、煮鸡蛋1个+蛋白1个（煮/蒸）、脱脂牛奶200 ml（1杯）、可以外加1杯无糖黑咖啡 | |
| 🍄 午餐 | 米饭1小碗（1个握紧的拳头大小）、鸡胸肉100g（1个手掌心大小、1根手指厚）、非油炸豆制品（半个手掌心大小）、各种蔬菜1盘[水煮/蒸/烤/炒（最多1勺油）]、小橙子150g（1个拳头大小） | |
| 🍙 晚餐 | 蒸山药150g（2/3个握紧的拳头大小）、白灼虾100g（8~10只）、各种蔬菜1盘[水煮/蒸/烤/炒（最多1勺油）]、脱脂牛奶100 ml（半杯） | |

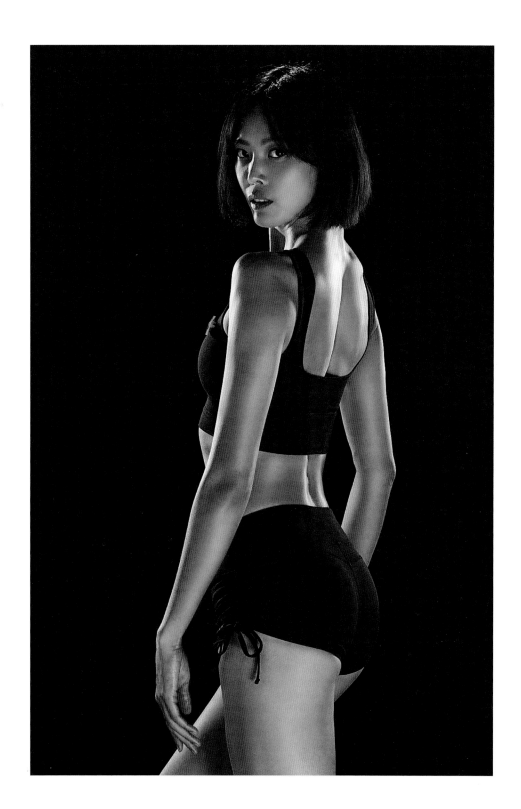

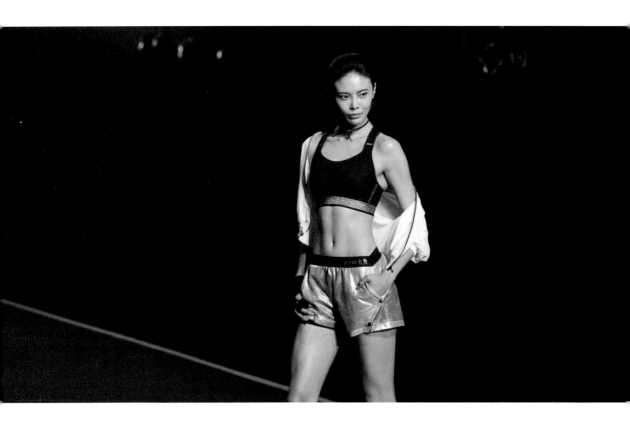

# PROMOTION
# PERIOD

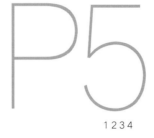

1234

## 提 升 期

超 模 气 质 初 养 成

# 超模气质初养成

**· 本周训练计划**

· 训练阶段：P5 提升期

· 训练次数：一周 1 次，一次 1 节，休息日自行安排

· 训练内容：超模体态初养成

# Part 1
# 训 练 意 义

今天是我们极简瘦身课的最后一节，前面 4 个阶段的进阶，我已经带你进行了从减脂到塑形的系统训练，现在，你已经有了好身材的"地基"，也应该养成了保持健身的好习惯，如果你能按照我的私教餐单继续健康饮食，我相信瘦身这件事，永远都不会是你的负担了。

这节课呢，我将解决大部分女生都会有的两个体态问题：一个是含胸驼背；还有一个是骨盆前倾。这两个问题都会影响你的美观，让你的气质大打折扣。

所以这两个体态问题一定要纠正过来！有个好消息是，我好多线下学员解决完这两个体态问题后，不但练就了天鹅颈、美背和平坦小腹，身高还长高了 1~2 cm，非常神奇。

所以这节课对女孩子非常重要，想拥有像我一样的超模气质，今天这节课就不许偷懒哦，开练吧！

# Part 2
## 训练任务

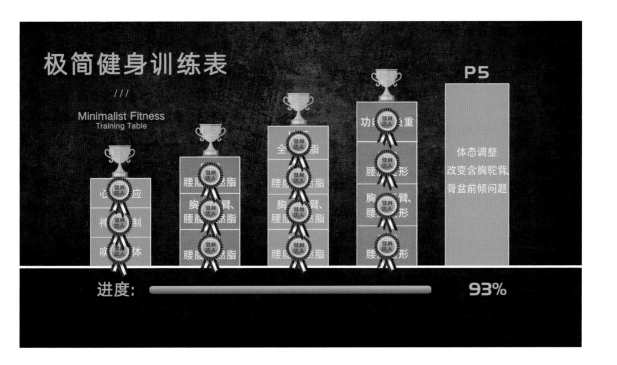

老年人（年龄大于 65 岁）、孕妇、残疾人
患有糖尿病、心脑血管疾病、肺部疾病以及其他新陈代谢疾病的人群
患有骨科伤病且尚未痊愈的人群
其他医嘱建议不适合运动的人群

我们先解决第一个体态问题——上交叉综合征。

上交叉综合征其实就是我们常见的含胸驼背，具体表现就是你看起来头是往前倾的，还有溜肩驼背的状态，这个体态问题大多数女生都有。

产生这个问题的原因，有两种最常见：

**第一个就是生活习惯，** 大家都喜欢低头看手机、低头看书；或者总是喜欢靠着，靠在床上，靠在沙发上，也就是我们所谓的"葛优瘫"，这些姿势其实都是非常不良的坐姿和躺姿。

**第二个原因呢，跟工作类型有关系，** 基本上长期伏案工作的上班族都会有上交叉综合征，因为长期伏案，你的双手一直在打键盘，你就很难一直都保持挺胸抬头、腰背挺直的状态，所以为了让自己身体更舒服，你就会用含胸驼背的姿势来缓解。

但是这两种状态时间长了会让你的胸大肌和上斜方肌紧张，甚至僵硬，而且除了身体不舒服外，整个人看起来也不挺拔，非常影响气质。

所以我教给你 3 个动作来改善这个问题。这 3 个动作都是通过做一些相应的伸展和训练来改善这个问题。

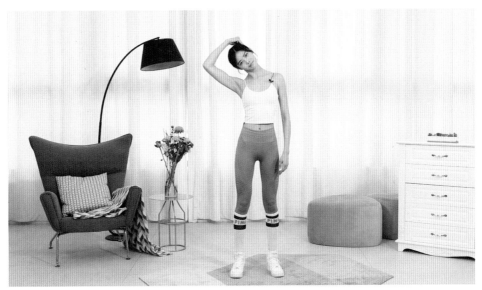

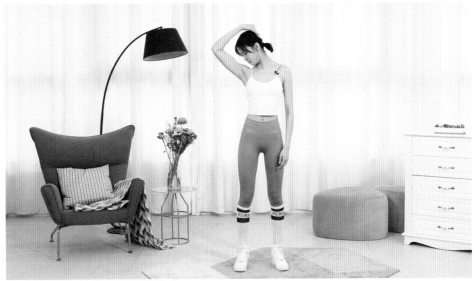

**第一个动作是伸展斜方肌** → 伸展斜方肌的时候，我们需要站立，一侧的手尽量向下伸，

另外一侧的手扣住头部，向另一侧拉伸对侧的斜方肌，有

拉伸感即可。如果想加强拉伸的强度，可以在拉伸的基础上，

头部加一点转动。

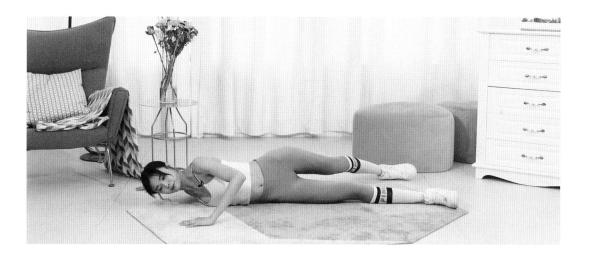

**第二个伸展动作是胸部的伸展** → 我们可以趴在垫子上，一侧手肘和肩关节呈 90°，身体向伸出的手臂方向扭转，头也向同侧扭转，望向远方，这时你会感觉到伸出手臂一侧的胸部会有强烈的拉抻感，坚持 15 秒即可。

→ 注意，拉伸的过程中不要耸肩。

**最后一个动作是俯身哑铃单臂划船**

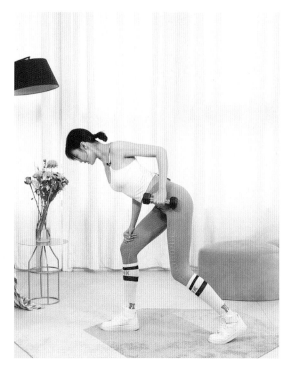

→ 单手持哑铃，两脚距离与肩同宽。这时其中一只脚向后迈出大概 1m 的距离，后侧腿要屈膝，但是膝盖不要弯曲得太多。

→ 微屈膝，这时把重心置于前侧腿，前侧腿的膝盖弯曲，把与前侧腿同侧的手臂的手掌置于前侧腿的膝盖上，身体也就成了一个俯身的姿态。

→ 躯干要尽量保持中立位。

→ 这时持哑铃的手臂应该是垂直于地面。吐气，手臂向上拉起，保持均匀的节奏，拉到尽头之后慢慢落下，直至手臂与地面垂直。全过程一定要注意，不要发生耸肩的情况。

→ 上臂要与身体尽量贴紧，感觉是背部发力就对了。

好，说完了含胸驼背这个体态问题，下面我们说第二个比较常见的体态问题——下交叉综合征，也就是骨盆前倾。骨盆前倾会让你时常感到腰痛，而且看起来像腆着肚子站似的，很不好看。

在训练之前呢，我要先教你判断一下，自己有没有这方面的体态问题。很简单，你只需要站在镜子前，然后从侧面观察自己的髋部，也就是臀部的位置。如果你感觉臀部略微撅起，腹部有隆起，腰部的曲度有超伸，也就是腰部曲度过大，这个时候很有可能你已经有骨盆前倾的问题了。

一般骨盆前倾的有这么几种人群，第一种是有啤酒肚的人，第二种是经常穿高跟鞋的上班族，第三种是怀孕的妈妈。这3种人群的特点就是：重心都靠前。

比如你有啤酒肚，或者怀孕有个宝宝，都是前面有一个重心在坠着你。再有，穿高跟鞋，你的重心都会在前脚掌上面，上半身就会不自觉地被重心往前拉，这个时候为了保持身体平衡，你的腰就会不自觉地收紧，以保证身体前后的平衡。但其实此时，已经在牵拉你的骨盆向前倾了。

但是没关系，我给你准备了2个拉抻动作和2个力量训练动作，来改善这个问题，一起试试吧。

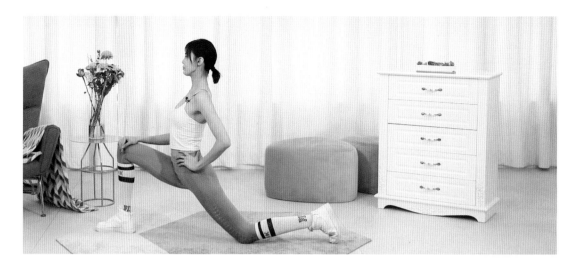

**第一个拉伸动作是针对髂腰肌的伸展**

→ 单腿屈膝，做一个弓箭步的动作跪在垫子上。注意前侧小腿一定是跟地面垂直的，后面的腿尽量往后伸。

→ 把上半身挺直，把髋关节往下压，往下压的时候吐气，这个时候你应该感觉到髂腰肌有拉伸感，这个感觉是正确的，坚持10秒钟，然后换腿。

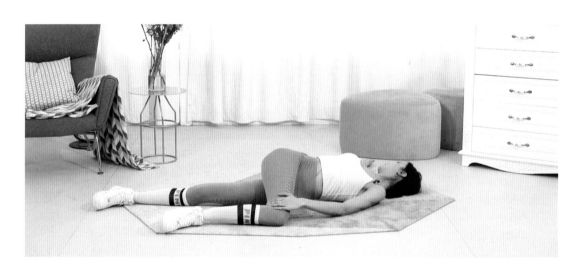

**第二个拉伸动作是针对腰部的伸展**

→ 平躺于瑜伽垫子上，两手臂向两侧打开，这时一只腿屈膝，脚放到另外一只腿的外侧，从髋关节开始向对侧扭转，你的头要转向扭转的反方向，使整个脊柱形成一个扭转的态势。

→ 随着呼吸，每一次吐气增加扭转的幅度，直至无法继续进行扭转动作为止。

→ 过程中你会感觉到下背部有一个明显的抻拉感。

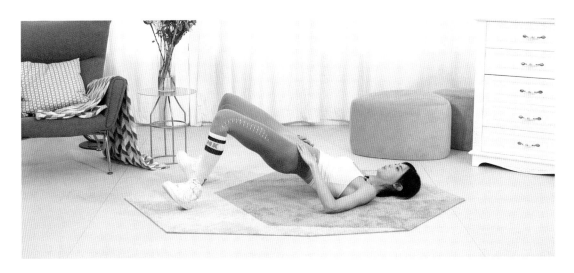

**第一个力量训练动作是臀部的训练动作
——臀桥**

→ 仰卧在垫子上，双腿屈膝，将两个脚的脚尖抬起，脚后跟蹬地，两脚尖打开呈 45°。两个膝盖朝脚尖的方向打开，双手放在骨盆上方的位置。

→ 吐气，将臀部向上方顶起至与身体成一条直线并收紧，在这个过程中，吐长气，收紧腹部，感觉可以把腹腔里的气都吐出来。

→ 再慢慢将臀部下降回垫上的起始位置。

**最后一个力量训练动作是腹部的训练动作
——仰卧卷腹**

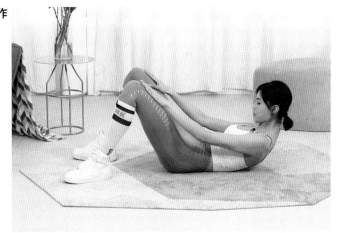

→ 仰卧在垫子上，双腿屈膝，两脚掌踩地，将双手放在大腿上。

→ 起身时，收下颚，眼睛看肚脐的位置，吐气的同时，蜷缩腹部，将肩胛骨离开地面即可。

→ 注意吐气要吐长气，感受到可以把腹腔里的气都吐出来，然后再缓慢躺回地面。

→ 身体微微碰到地面就开始进行第二次卷腹，依次反复进行。

解决了这两个问题以后，你的站姿、坐姿、走路姿势存在的问题就都解决了，因为这两个是最基本，也是最根本的体态问题。

# Part 3
## 小结及预告

好了，咱们本套极简瘦身课到这里就结束了，如果你坚持到了现在，我为你由内而外的变化感到开心。

尽管瘦身课结束了，但对你来说这是新的开始，想要拥有超模气质，还需要我们脚踏实地按节奏训练，急不得，也偷懒不得。

我为你安排的这15堂极简瘦身课，虽然能帮你打好好身材的"地基"，但还不足以练到你的最佳身材，所以想要成为更多人眼中的女神，坚持训练是必不可少的。关于后续怎么训练，前面第14课的最后，我已经给你提出了详细的建议，你可以再看一下哦。

最后，我还是想跟大家强调这个理念，健身是一种健康的生活方式，它会让你身体健康，每天充满活力，皮肤紧致有弹性，身材凹凸有致……随便一说就是一大堆优点。所以我真的希望你能跟我一起，坚持练下去，好吗？

好了，我是你的超模私教暴风雪，一起将健身融入生活，发现更好的自己吧，我们有缘再见。

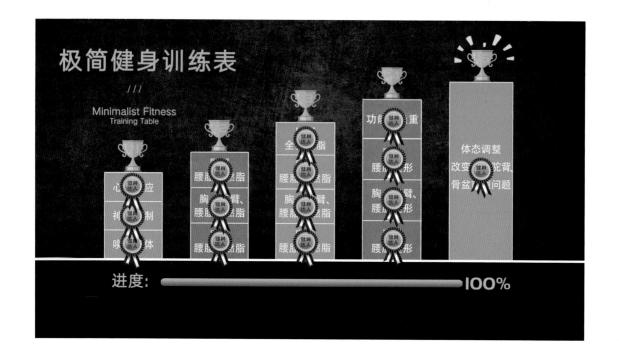

# Part 4

## 课后彩蛋

### 餐单 Meal Menu 推荐
Recommendation

| | | |
|---|---|---|
| 🥖 | 早餐 | 无糖燕麦片1小碗（可放入脱脂牛奶或脱脂酸奶中，可买无糖即食燕麦片，也可加水做燕麦粥）、煮鸡蛋1个+蛋白1个（煮/蒸）、无糖豆浆200ml（1杯） |
| 🍄 | 午餐 | 米饭1小碗（1个握紧的拳头大小）、鸡胸肉100g（1个手掌心大小，1根手指厚）、非油炸豆制品（半个手掌心大小）、各种蔬菜1盘[水煮/蒸/烤/炒（最多1勺油）]、小橙子150g（1个拳头大小） |
| 🍙 | 晚餐 | 煮玉米100g（1小根）、无糖豆浆100ml（半杯） |

**图书在版编目（ＣＩＰ）数据**

国际超模的极简瘦身课 / 李霄雪著．-- 贵阳 ：贵
州科技出版社，2020.3
ISBN 978-7-5532-0813-8

Ⅰ．①国… Ⅱ．①李… Ⅲ．①减肥－基本知识 Ⅳ.
① R161

中国版本图书馆 CIP 数据核字（2019）第 253163 号

国际超模的极简瘦身课
GUOJI CHAOMO DE JIJIAN SHOUSHENKE

| | | |
|---|---|---|
| **出版发行** | 贵州科技出版社 | |
| **地　　址** | 贵阳市中天会展城会展东路 A 座（邮政编码：550081） | |
| **网　　址** | http://www.gzstph.com | |
| **出 版 人** | 熊兴平 | |
| **经　　销** | 全国各地新华书店 | |
| **印　　刷** | 北京世纪恒宇印刷有限公司 | |
| **版　　次** | 2020 年 3 月第 1 版 | |
| | 2020 年 3 月第 1 次印刷 | |
| **开　　本** | 787mm×1092mm　　1/16 | |
| **印　　张** | 11.5 | |
| **字　　数** | 160 千字 | |
| **定　　价** | 56.00 元 | |

天猫旗舰店：http://gzkjcbs.tmall.com

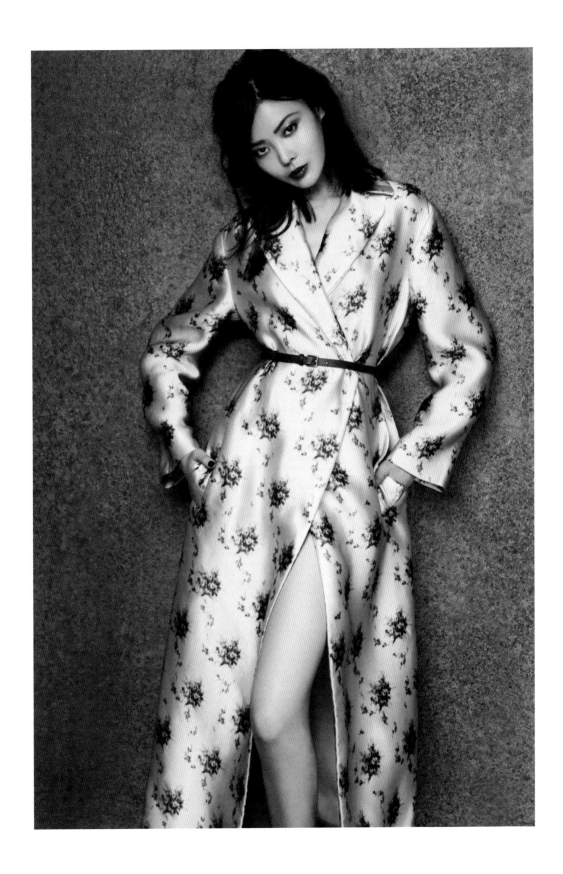